脊《せき》柱《ちゅう》管《かん》狭《きょう》窄《さく》症《しょう》

自力で克服!

腰の名医が教える

最新 1分体操大全

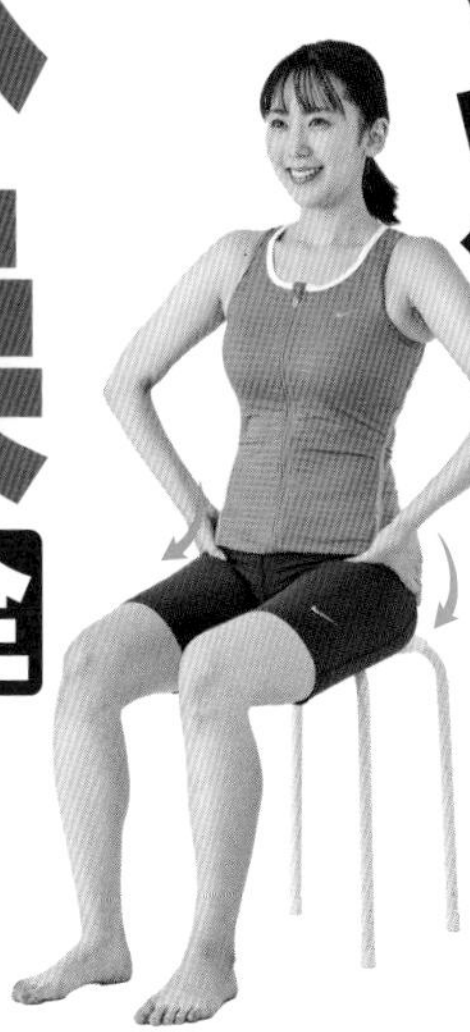

文響社

はじめに

「歩いていると、ふくらはぎがしびれて歩けなくなる」
「立っていると、足腰が痛んでしゃがまずにいられない」
「足裏の感覚がおぼつかず、外出や階段が不安」
「横断歩道を青信号のうちに渡り切れるか心配」
「手術をすすめられたが、受けるべきかどうか迷っている」
「手術を受けたのに、足裏やお尻《しり》のしびれ痛が消えない」

本書をご覧のみなさんの中にも、このように切実な悩みを抱えている人が多いのではないでしょうか。いずれも「腰部脊柱管狭窄症《せきちゆうかんきようさく》」(以下、脊柱管狭窄症)の典型的な症状や悩みです。

患者さんの中には、**「脊柱管狭窄症は手術を受けないと治らない病気」と半ば常識的に考えている人が多いようです。医師でさえも、そう考えている人が少なくありません。**

果たしてこれは本当でしょうか。確かに、「馬尾《ばび》」という神経が強く圧迫されているような重症例では、手術を受けないとなかなかよくならないものです。ときには、手術を受けたにもかかわらず、思うように改善しないことさえあります。脊柱管狭窄症が難治性の腰痛疾患《しっかん》といわれるのはそのためです。

しかし、神経の損傷が軽いうちであれば、手術をしなくても、足腰の痛みやしびれ、間欠性跛行《はこう》（こま切れにしか歩けなくなる症状）などの症状を改善させることは十分に可能です。そのことを知らずに安静にするばかりで、病状を悪化させてしまう人が多いように思えてなりません。

脊柱管狭窄症に悩むみなさんには、改善をあきらめる前に、**「運動療法」**の可能性をしっかり確認してほしいと思います。**運動療法は、腰痛や下肢《かし》痛の緩和、身体機能の改善に顕著な効果があることが信頼度の高い複数の研究で確認されており、ＡＤＬ（日常生活動作）やＱＯＬ（生活の質）の向上にも役立つとして、専門医の間でもにわかに注目されているからです。**

患者さんの一例をあげましょう。

右足の痛みと脱力感のため長い距離を歩けず、ゴルフをあきらめていた岩下孝《いわしたたか》博《ひろ》さん（仮名・65歳）は、1分体操で回復し、2ヵ月後には足の痛みが取れ40分以上歩けるようになり、ゴルフを再開できました。

両足の痛みとしびれで20～30歩しか歩けなかった田中登美《たなかとみ》さん（77歳・仮名）も、1分体操で体幹筋を鍛えて背骨を安定させた結果、2ヵ月後に続けて20分以上歩けるようになり、手術を回避することができました。

本書では、脊柱管狭窄症の治療、とりわけ運動療法に精通する先見的な医師たちが、実際の臨床現場で治療に役立てている運動療法の一端を、一般の人たちでも簡単に覚えて実践しやすいように、それぞれの体操のやり方やポイント、期待できる効果などについて、くわしく、そしてわかりやすく解説しています。**どれも「1回1分程度」でできる簡単な体操ですが、脊柱管狭窄症のつらい症状の改善に役立つものばかりです。**

とはいえ、運動療法は**継続が大切**。すぐに症状の軽減を感じられることもありますが、1日、2日やったくらいで中長期的な改善が望めるわけでもありません。そこで、本書では、三日坊主になりがちな方々のために、各種の1分体操を**1日のスケジュールに当てはめて実行しやすい構成になっています。起床時、外出前、外出中、帰宅後、就寝前、睡眠中にどんな体操を実践すればいいかが一目瞭然《りょうぜん》です。**毎日を快適に過ごすヒントになるでしょう。

また、本書では、各種の1分体操のやり方を**図解でくわしく紹介**しています。運動療法では、数ミリ、数センチの違いが、効果を大きく左右することがあります。体操の重要なポイントを押さえて、どこをどう動かせばいいのか、どこに効いているかを自分で意識しながら行うことが、効果を得る秘訣《ひけつ》です。

そうして各種の体操を試し、**自分の症状の軽減や運動機能の回復に役立つ1分体操が見つかったら、それを毎日の習慣に組み込んで、継続して実践**していきましょう。

そうすれば、**痛みやしびれのさらなる改善につながり、痛みなく歩ける距離が延びたり、歩きや外出に自信が持てるようになったり、仕事や家事が存分にできるようになったりと、明らかな変化が現れてくるはずです。**

本書を読むことで、脊柱管狭窄症に悩むみなさんが一人でも多く、病気のことを前向きにとらえ、これにうまく対処する術《すべ》を身につけられる一つのきっかけになれば、これほどうれしいことはありません。

早稲田大学スポーツ科学学術院教授　整形外科専門医　**金岡恒治**

目次

第3章 外出前 長く歩けない人は腰椎が反って脊柱管が狭まりやすく防ぐ秘訣は画像検査で実証の脊柱管拡大1分体操

第4章 外出前 すべり症や側弯症など腰椎がグラつき不安定な人は1回10秒の体幹強化体操を行えば痛まず歩ける

第10章 最新治療 新薬の効き目からリハビリ・ブロック注射・手術選びまでわかる令和時代の脊柱管狭窄症の最新治療教えます

最新情報

第1章

腰痛研究50年の脊椎外科の世界的権威が最新情報を詳述！ここまでわかった脊柱管狭窄の正体

福島県健康医療対策監
福島県立医科大学前理事長兼学長
菊地臣一

腰椎の神経の通り道が狭まる「脊柱管狭窄」で足腰の痛み・しびれ・歩行難に悩む人が急増し今大問題

背骨（脊椎《せきつい》）は、24個の椎骨という小さな骨が積み重なってできています。椎骨の中央には椎孔《ついこう》と呼ばれる穴があいており、椎骨が積み重なることによって、トンネル状の縦長の空洞ができます。これが「**脊柱管**《せきちゅうかん》」で、**脊髄**《せきずい》**や馬尾**《ばび》**、神経根**など重要な神経の通り道となっています（左㌻の図参照）。

腰部脊柱管狭窄《きょうさく》（脊柱管狭窄症ともいう。以下、脊柱管狭窄）とは、腰椎《ようつい》（背骨の腰の部分）の脊柱管がさまざまな原因（16㌻参照）で狭くなって、中を通る神経が強く締めつけられ（絞扼《こうやく》という）、足腰に疼痛《とうつう》（うずくような痛み）やしびれが現れる病態のことです。長期にわたって慢性化することが多く、**腰痛や坐骨**《ざこつ》**神経痛、下肢**《かし》**のしびれ**などの症状が現れます。

神経には血管が通っているので、神経が締めつけられると血流も滞り、酸素や栄養が十分に行き届かなくなります。すると、神経の働きが著しく低下し、**強いしびれや冷え、足の感覚異常やマヒ**のほか、特徴的な症状である**間欠跛行**《はこう》（間欠性跛行ともいう。こま切れにしか歩けなくなる症状）も起こります。

脊柱管狭窄では、圧迫されている神経によって症状が異なりますが、馬尾という末梢《まっしょう》神経の束が圧迫されると、**排尿・排便障害や会《え》陰《いん》部（生殖器と肛門《こうもん》の間）やお尻《しり》のほてり・灼熱《しゃくねつ》感**などが生じるケースもあり、この場合には早期に手術が検討されます。

脊柱管とは

背骨を構成する椎骨には椎孔という穴があり、椎骨が上下に積み重なることによってトンネル状の縦長の空洞ができる。これを脊柱管という。

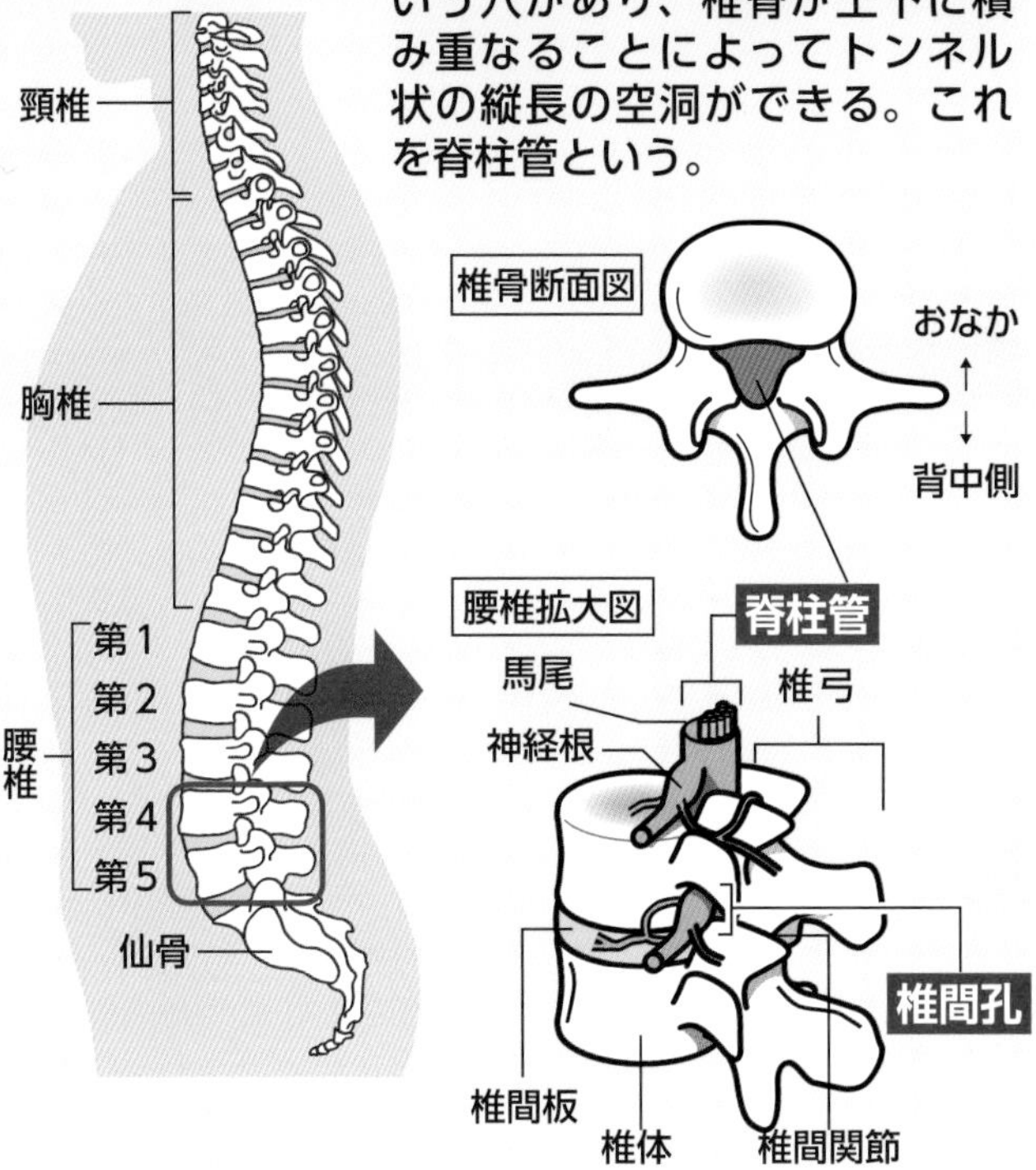
頸椎
胸椎
腰椎
第1
第2
第3
第4
第5
仙骨
椎骨断面図
おなか
背中側
腰椎拡大図
脊柱管
馬尾
神経根
椎弓
椎間孔
椎間板
椎体
椎間関節

腰部脊柱管狭窄の*推定患者数は約580万人に上ると報告されています。また、最近の調査では、70歳以上の2人に1人が脊柱管狭窄になる可能性があるといわれています。

＊石元優々、吉田宗人. 日本医事新報 (4835); 26-29, 2016

脊柱管狭窄の急増は①日本人の高齢化、②MRIの普及、③腰への負担の蓄積が主原因

日本で脊柱管狭窄《せきちゆうかんきようさく》が年々増えている最大の原因は、急速な**高齢化**です。脊柱管狭窄は背骨の加齢性変化が最大の発症要因になるため、日本人の高齢化が進むにつれて今後ますます患者数が増えていくと考えられています。

実際、福島県南会津郡で男女1862人を対象に行った福島県立医科大学の調査でも、高齢になるほど脊柱管狭窄の発症率が増えるという結果が報告されています（左ページのグラフ参照）。

特に、男性に比べて脊柱管が狭く筋力が弱い**女性**は、腰椎《ようつい》（背骨の腰の部分）への負担の影響を受けやすく、中高年になると脊柱管狭窄の発症率が男性よりも高くなる傾向があります。さらに、中高年の女性は骨密度が低下する**骨粗鬆症**《こつそしょう》にもなりやすく、**変性すべり症**（18ページ参照）の人も多いものです。これらが脊柱管狭窄を引き起こす素因になります。

一方、MRI（磁気共鳴断層撮影）検査が普及して脊柱管の狭窄を発見しやす

脊柱管狭窄の年代別の罹患率

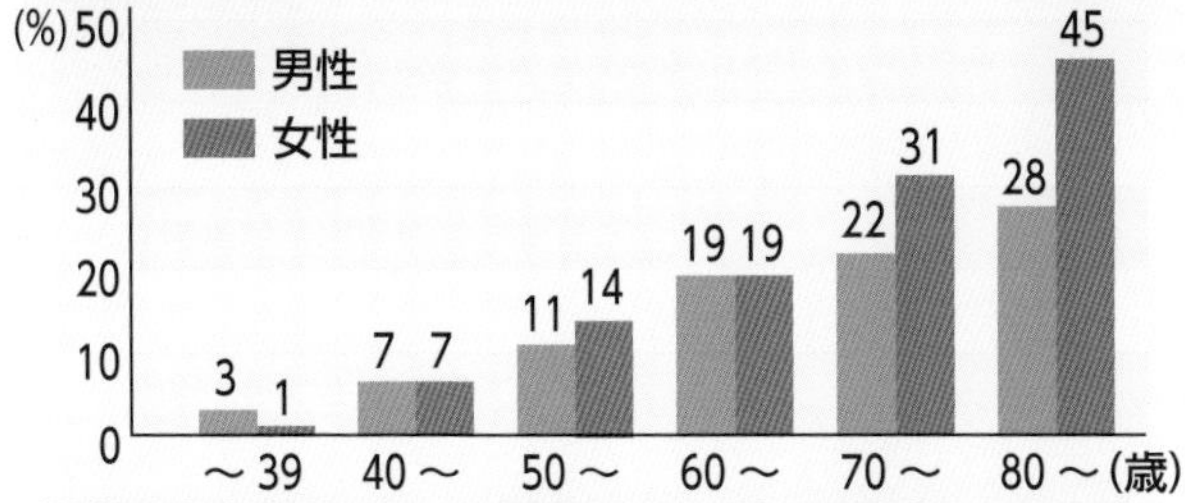

福島県南会津郡で行った調査では、40代では男女とも7%だったのが、60代になると男女とも19%に上昇。70代では男性の22%、女性の31%、80代になると男性の28%、女性の45%が脊柱管狭窄による腰痛や坐骨神経痛を訴えた。

くなったこと、2011年に**診療ガイドラインが**策定されたため医師が診断を出しやすくなったことも、急増の一つの理由としてあげられるでしょう。

また、脊柱管狭窄にかぎらず、ほとんどの腰痛は**腰にくり返し負担がかかることの積み重ね**によって発症します。世の中が複雑になり、大きな心理的負担を感じることや、パソコンやスマートフォンの操作、車の運転などで長時間同じ姿勢を取ることが多いなど、現代人のライフスタイルが影響しています。農作業や介護、荷役などの重労働、運動不足や睡眠不足、偏食、喫煙、肥満といった生活習慣も脊柱管狭窄の発症と密接な関係があります。**高血圧や糖尿病が発症の危険因子**であるとの報告も複数あります。

すでに足腰になんらかの異変が現れている人はもちろん、**中高年になれば誰もが脊柱管狭窄の予備群**です。日常生活を全般的に見直し、バランスの取れた食事や禁煙などを実践するとともに、本書を参考に**運動習慣**を持ち、脊柱管狭窄の予防・改善に取り組みましょう。

『プライマリケアのための腰部脊柱管狭窄』菊地臣一編、医薬ジャーナル社

脊柱管狭窄は靱帯の肥厚、椎間関節や軟骨の変性、すべり症など各種の原因が複合して起こるため、治療が難しい

脊柱管《せきちゅうかん》の狭窄《きょうさく》は、腰椎《ようつい》（背骨の腰の部分）を構成している椎骨や椎間板（椎骨と椎骨をつなぐ軟骨組織）、靱帯《じんたい》（骨と骨をつなぐ線維組織）などの組織の変性や変形が複雑に絡み合うことで起こります。

骨棘

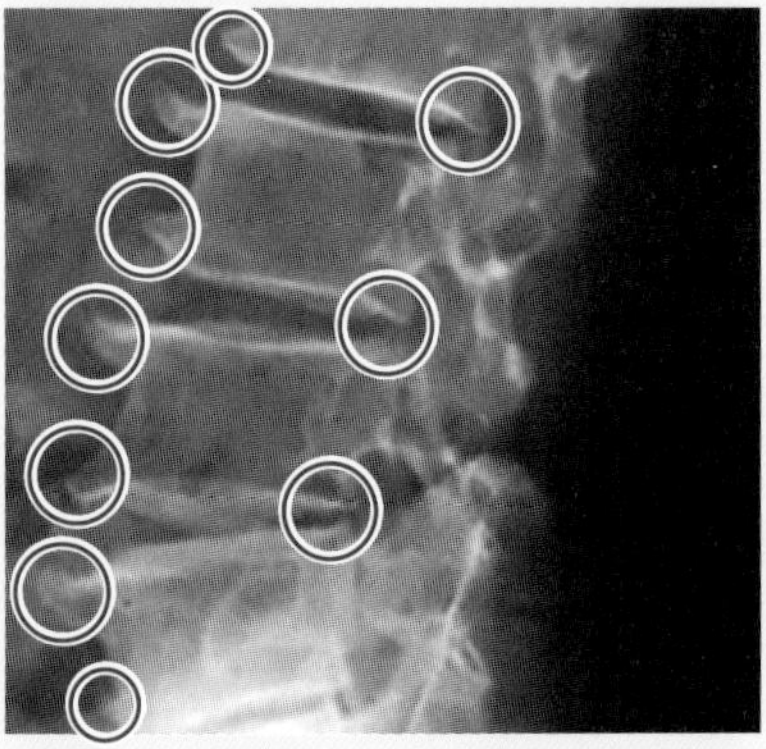

椎体に、骨棘（トゲのような出っぱり）が生じ、神経を圧迫・刺激すると、痛みやしびれといった症状が現れる。

具体的には、主に次のような要因が考えられます（写真、図参照）。

❶靱帯の肥厚《ひこう》

脊柱管の背中側にある黄色靱帯（椎《つい》弓《きゅう》と椎弓を上下に橋渡ししている靱帯）や、脊柱管のおなか側にあり椎骨どうしを縦につなぐ後縦《こうじゅう》靱帯（椎体の後方にある靱帯）がたわんで厚くなると、脊柱管や椎間孔《こう》（脊髄《せきずい》から枝分かれした神経根の出口）が狭くなって、神経

脊柱管狭窄の主な原因

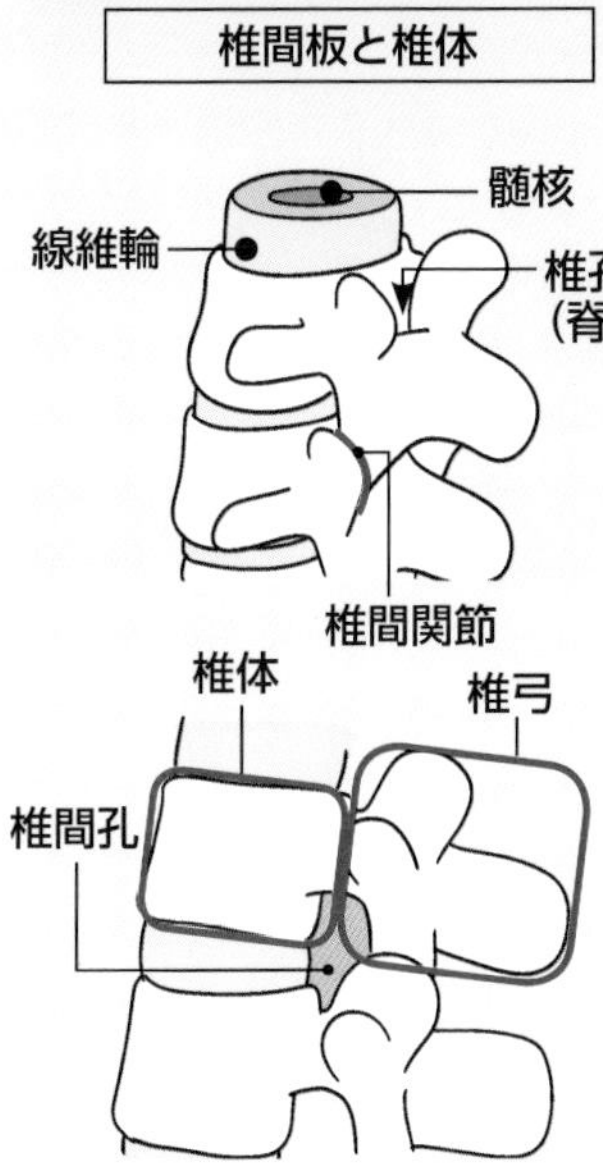
椎間板と椎体
髄核
線維輪
椎孔
（脊柱管）
椎間関節
椎体
椎弓
椎間孔

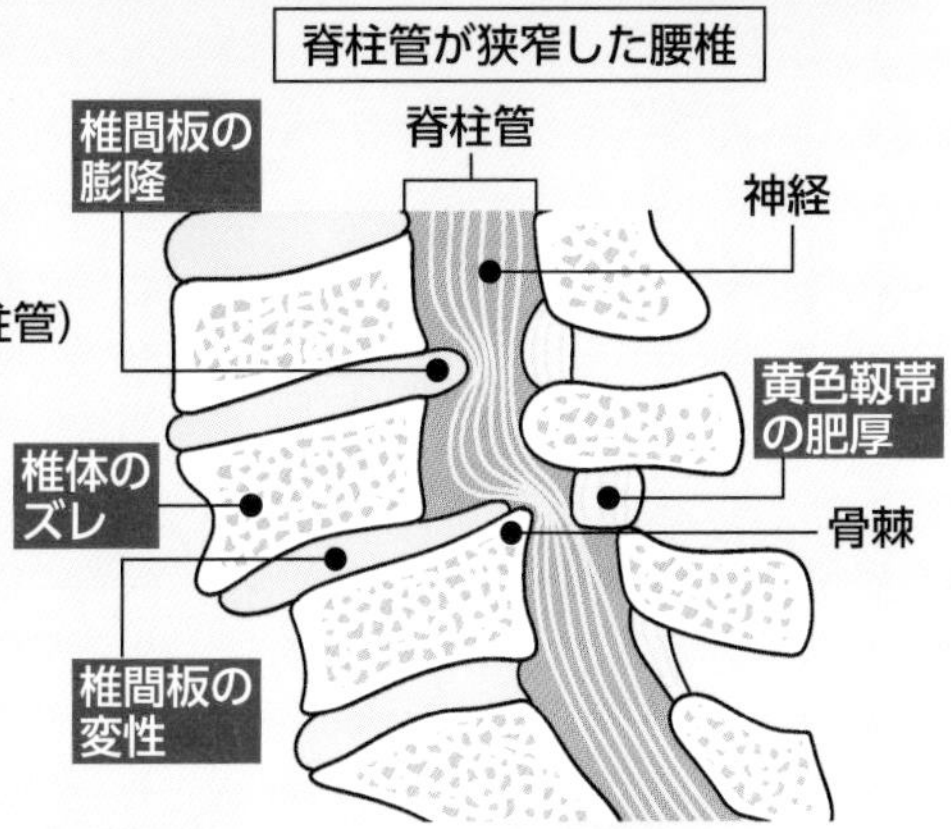
脊柱管が狭窄した腰椎
椎間板の膨隆
脊柱管
神経
黄色靱帯の肥厚
椎体のズレ
骨棘
椎間板の変性

腰椎の変形・ズレ、椎間板がはみ出る、椎間関節が傷む、靱帯が厚くなる、脊椎がゆがむ、などが原因で、脊柱管の中を通る神経が締めつけられて痛みやしびれといった症状が現れる。

が締めつけられます。

② 椎間関節の変性

椎骨の後部にある椎間関節が傷んで、脊柱管や椎間孔が狭くなり、神経が締めつけられるものです。

③ 椎体の変形

椎間板の上と下にある椎体（椎骨の前部の円柱形の部分）のへりに、骨棘《こつきょく》というトゲのような出っぱりが生じることがあります。それが脊柱管や椎間孔にせり出して神経が圧迫・刺激され、痛みやしびれといった症状が現れます。

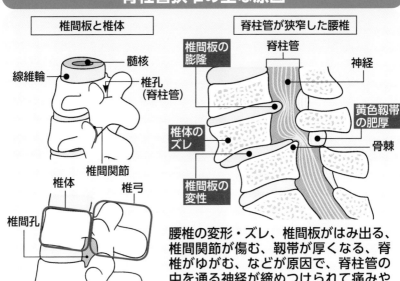

④ 椎間板の変性膨隆《ぼうりゅう》

椎間板の外側を覆う線維輪という軟骨組織が傷み、内部の髄核がずれて椎間板がつぶれたり後ろに膨らんだりした結果、脊柱管や椎間孔が狭くなり、神経が締めつけられます。

以上、❶～❹の要素がいくつか重なって症状を起こしているのが変形性腰椎症で、最も多い脊柱管狭窄の原因疾患《しっかん》です。

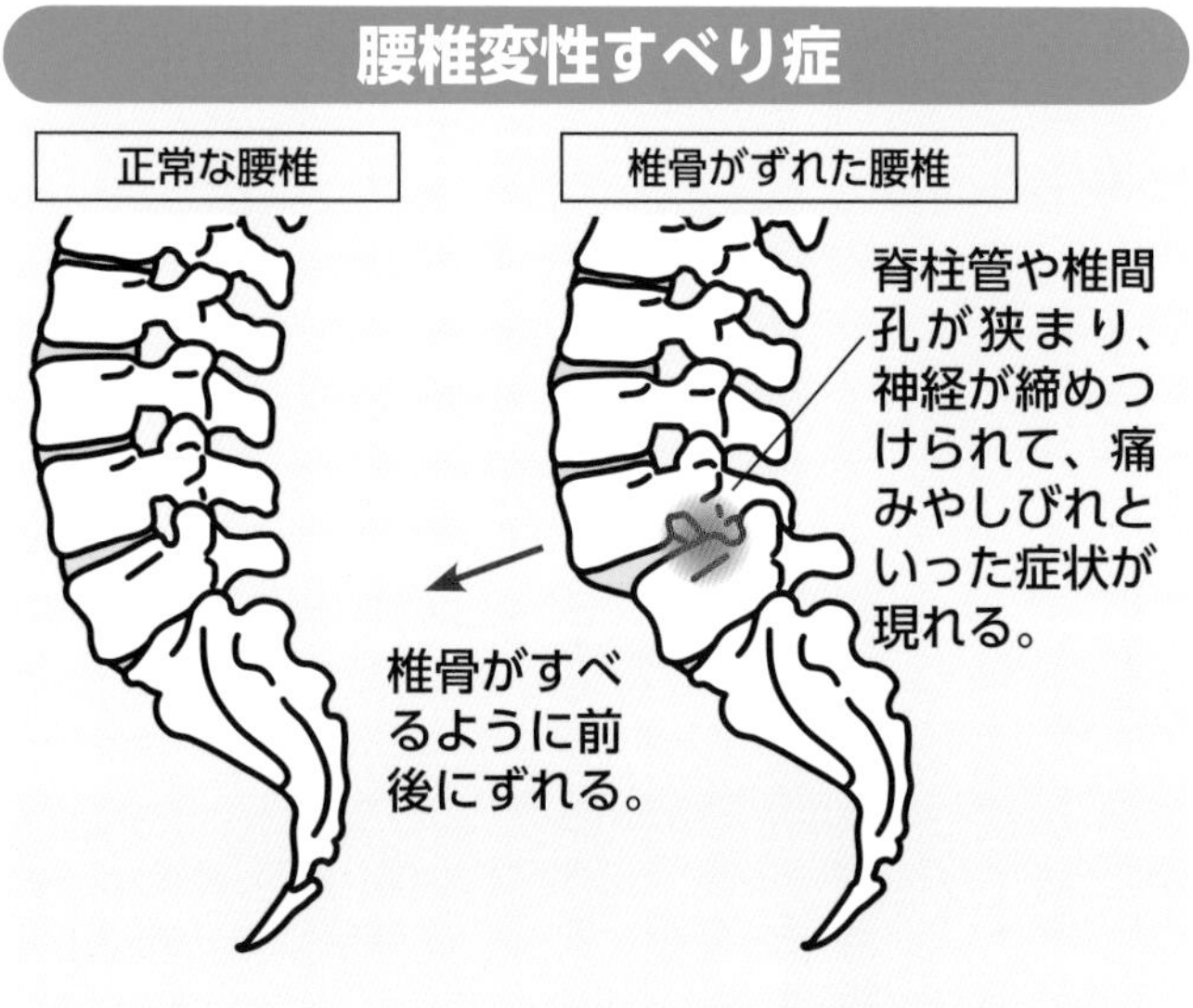
腰椎変性すべり症
正常な腰椎
椎骨がずれた腰椎
脊柱管や椎間孔が狭まり、神経が締めつけられて、痛みやしびれといった症状が現れる。
椎骨がすべるように前後にずれる。

そのほかに、脊椎（背骨）の配列がゆがむことによって脊柱管が狭くなる場合もあります。代表的な疾患として以下の2つがあります。

❺腰椎（変性・分離）すべり症

椎骨どうしが前後方向にずれることで脊柱管や椎間孔が狭くなり、神経が圧迫される病気で、変性すべり症と分離すべり症があります。変性すべり症（椎間板がゆるんで腰椎がずれてすべる）は馬《ば》尾《び》症状（膀胱《ぼうこう》や直腸の排尿・排便障害）をきたすことが多く、40歳以上の女性に多く見られます。分離すべり症（スポーツなどで椎弓に亀裂が入り、分離してすべる）は下肢《かし》の痛みを起こしやすく、比較的若い人に多く見られます。

⑥変性側弯《そくわん》

脊椎が左右に曲がったりねじれたりした結果、脊柱管や椎間孔が狭くなり、神経が締めつけられる病気です。先天性、特発性などの種類がありますが、加齢によって椎間板が変性してゆるみ、腰椎がねじれるように横方向に曲がるのが原因です。

脊柱管の狭窄は、主に以上の要因で起こると考えられます。ただし、必ずしもそれぞれの単一の要因で起こっているわけではなく、複数の要因が併発している場合がほとんどです。

変性側弯

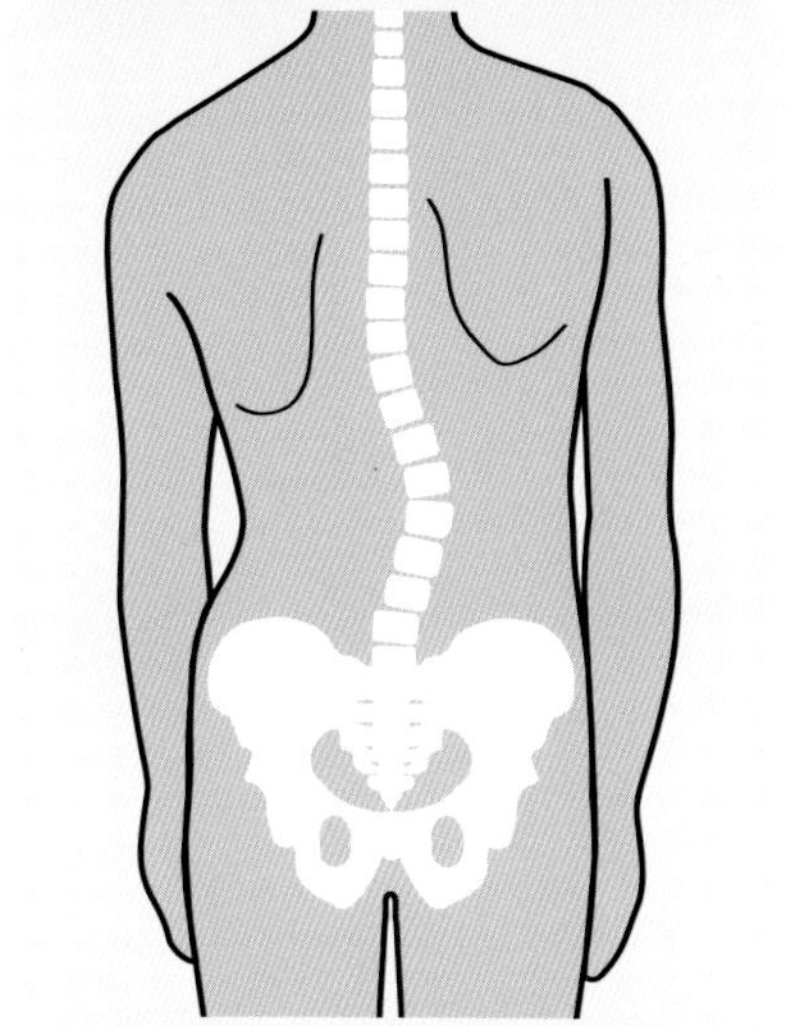

脊椎が左右に曲がったりねじれたりする疾患。脊柱管や椎間孔が狭くなった部分で神経が圧迫され、痛みやしびれといった症状が現れる。

さらに、**脊柱管が狭くなる部分は1ヵ所とはかぎらず、人によっては何ヵ所にも及ぶことが珍しくありません。**脊柱管狭窄の治療の難しさは、このように、さまざまな原因が複合して起こり、しかもそれが同時に多発する点にあるといえるでしょう。

脊柱管狭窄は負担が大きい腰椎の下部で多発し、外すね・親指が痛めば第4・第5腰椎間の狭窄が心配

胸には背骨（胸椎《きょうつい》）のほかに肋骨《ろっこつ》がありますが、腰には腰椎という背骨のほかに骨はありません。そのため、前後左右に動かしやすく、曲げたりねじったりといった体の動作に対応できる、柔軟な構造といえます。反面、だからこそ腰椎には負荷がかかりやすいという問題点もあります。動かしやすいため、座ったり、荷物を持ち上げたりといった日常の動作によって負担が集中しやすいからです。

そのような負担を支えきれなくなって腰椎がずれたり、または、加齢に伴って椎骨どうしをつなげている黄色靭帯《じんたい》が厚くなったり、椎間板がつぶれかかって脊《せき》柱管《ちゅうかん》や椎間孔《こう》（脊髄《せきずい》から枝分かれした神経根の出口）にはみ出たりすると、その中を通る神経が締めつけられてしまうのです。

このような構造的な理由から、最も脊柱管狭窄《きょうさく》が起こりやすいのは、**腰椎の最下部に当たる第4腰椎と第5腰椎の間**です（13ジペーの図参照）。立ったり座ったりしている間じゅうずっと、上半身の負荷が重くのしかかっている部位です。

腰椎のつくり

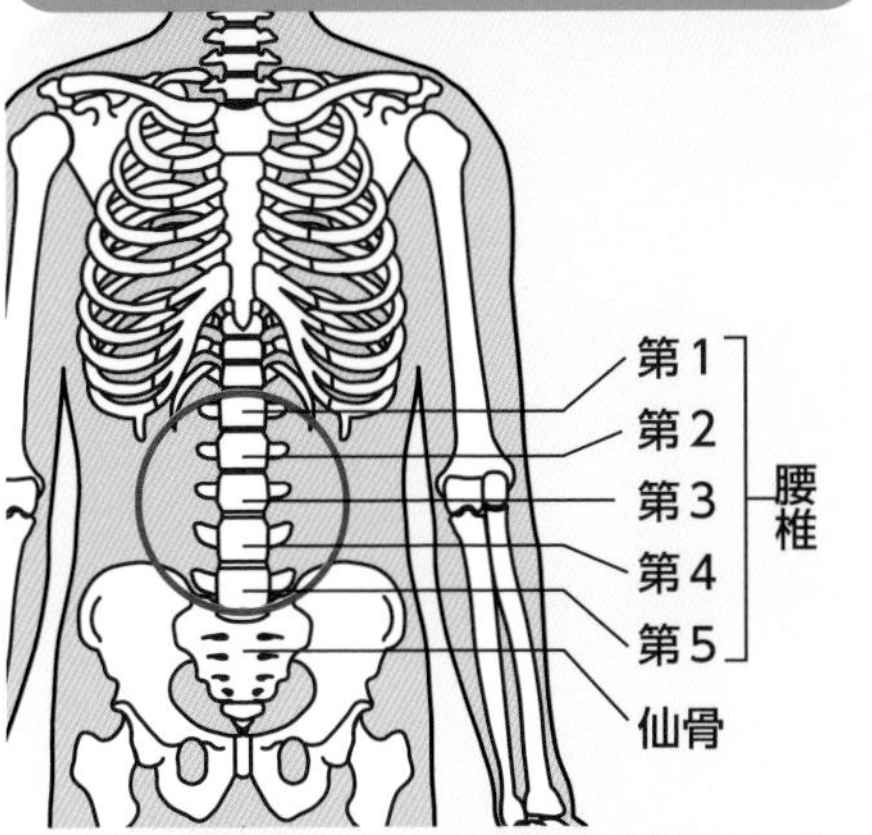

胸には胸椎のほかに肋骨があるが、腰には腰椎しかないため、動かしやすい反面、負荷がかかりやすい。

どの椎骨のところで神経が締めつけられているのかは、体のどこに痛みやしびれ、マヒが現れているかを見ることによって、ある程度、推測することができます。

例えば、**お尻《しり》から太もも、すねの外側、足の親指にかけて痛みがある場合は、第4腰椎と第5腰椎の間で脊柱管の狭窄**が起こり、5番めの神経根が締めつけられていると推測します。**太ももの裏側から足の小指まで痛み、爪先立ちができない場合は、第5腰椎と仙骨の間**から分岐する第1仙骨神経が締めつけられていると考えられます。

痛みやしびれなどの症状が出ている領域を、どの椎骨から出た神経が支配しているのかを図で表したのが、「**デルマトーム（皮膚知覚帯）**」という人体図です（22、23ページの図参照）。

神経の圧迫部位と症状の現れている領域とが必ずしも一致するわけではありませんが、デルマトームによって、背骨のどこが狭窄しているのかを推測することができます。

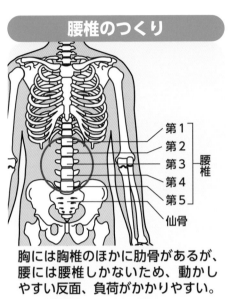

デルマトーム（背面）

脊髄神経のどの神経が、皮膚のどの領域の知覚を支配しているかを示した人体図。

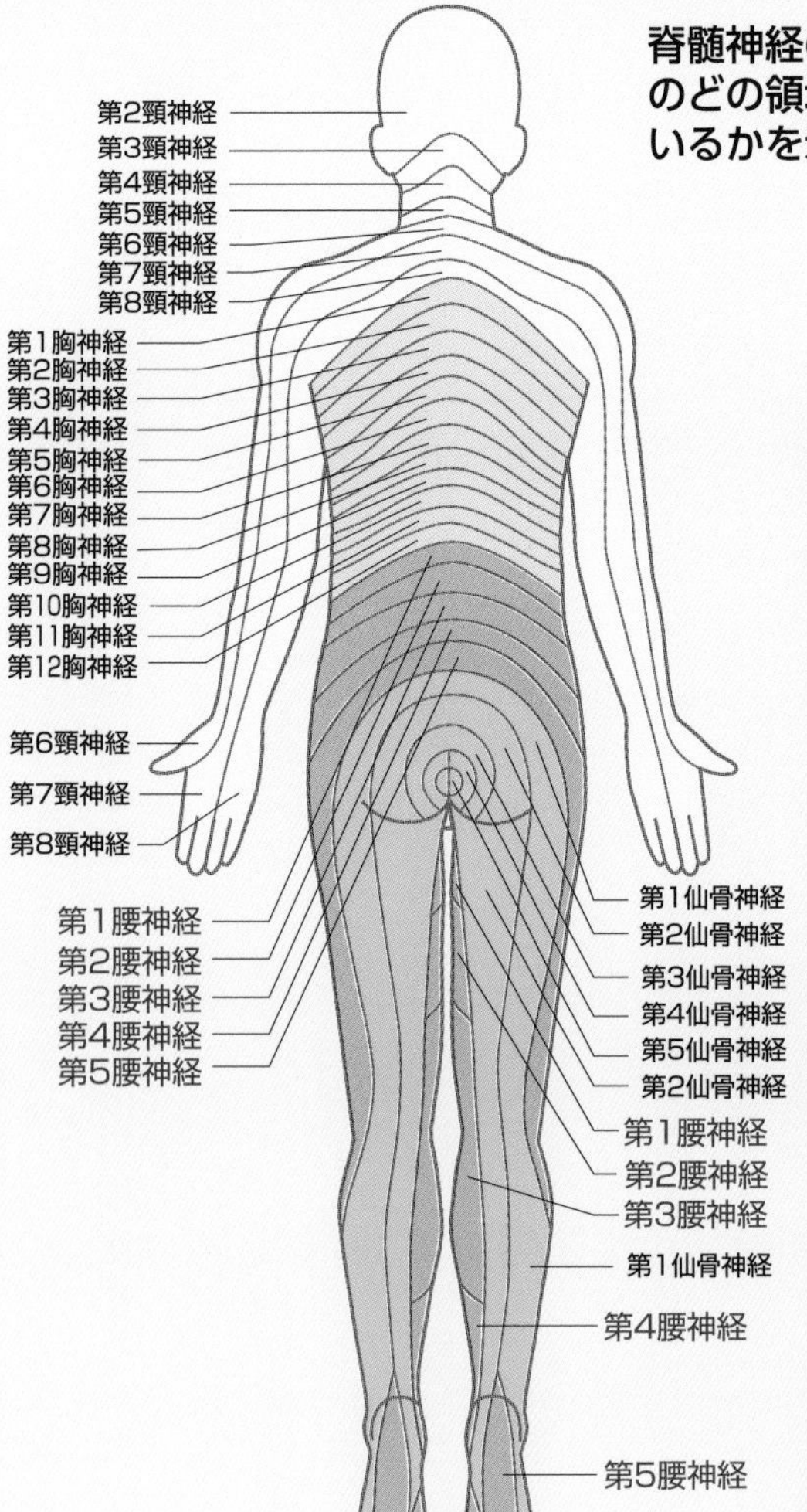

第2頸神経
第3頸神経
第4頸神経
第5頸神経
第6頸神経
第7頸神経
第8頸神経
第1胸神経
第2胸神経
第3胸神経
第4胸神経
第5胸神経
第6胸神経
第7胸神経
第8胸神経
第9胸神経
第10胸神経
第11胸神経
第12胸神経
第6頸神経
第7頸神経
第8頸神経
第1腰神経
第2腰神経
第3腰神経
第4腰神経
第5腰神経
第1仙骨神経
第2仙骨神経
第3仙骨神経
第4仙骨神経
第5仙骨神経
第2仙骨神経
第1腰神経
第2腰神経
第3腰神経
第1仙骨神経
第4腰神経
第5腰神経

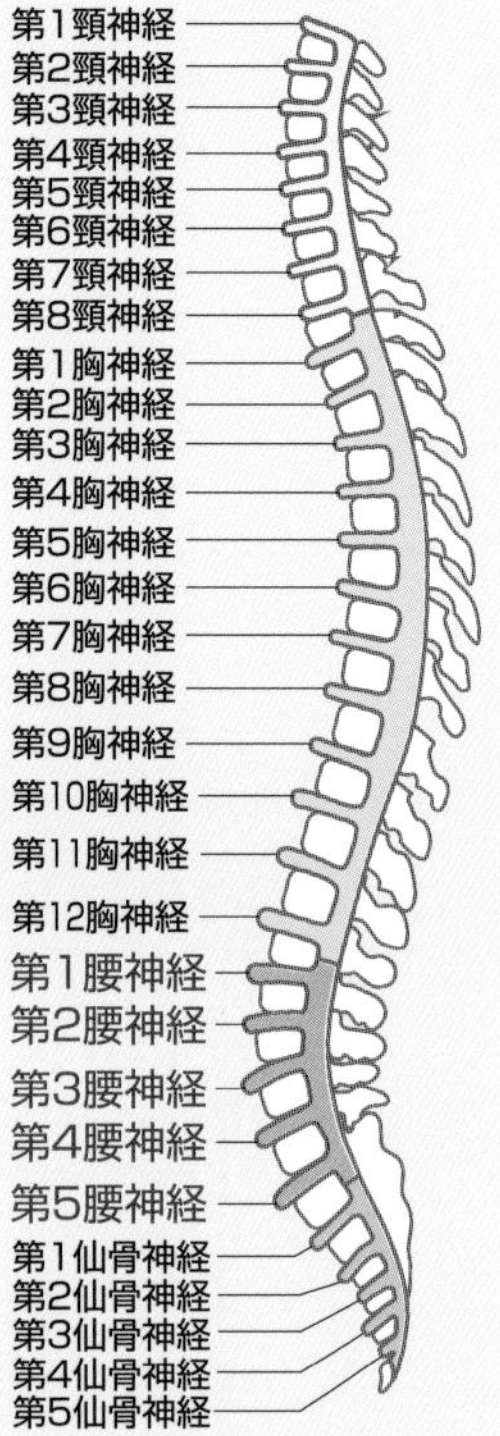

第1頸神経
第2頸神経
第3頸神経
第4頸神経
第5頸神経
第6頸神経
第7頸神経
第8頸神経
第1胸神経
第2胸神経
第3胸神経
第4胸神経
第5胸神経
第6胸神経
第7胸神経
第8胸神経
第9胸神経
第10胸神経
第11胸神経
第12胸神経
第1腰神経
第2腰神経
第3腰神経
第4腰神経
第5腰神経
第1仙骨神経
第2仙骨神経
第3仙骨神経
第4仙骨神経
第5仙骨神経

第４腰神経は、第４腰椎と第５腰椎の間の椎間孔から脊柱管を出る。第５腰神経は、第５腰椎と仙椎間の椎間孔から脊柱管を出る。

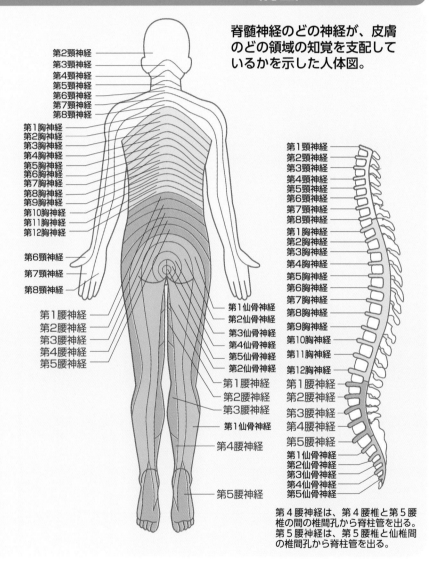

デルマトーム（前面）

椎骨に狭窄が起こると神経が圧迫され、その神経に対応した領域に痛みやしびれなどの症状が出る。

逆に、痛みやしびれなどの症状がある領域から、椎骨のどこで神経が圧迫されているかを推測することができる。

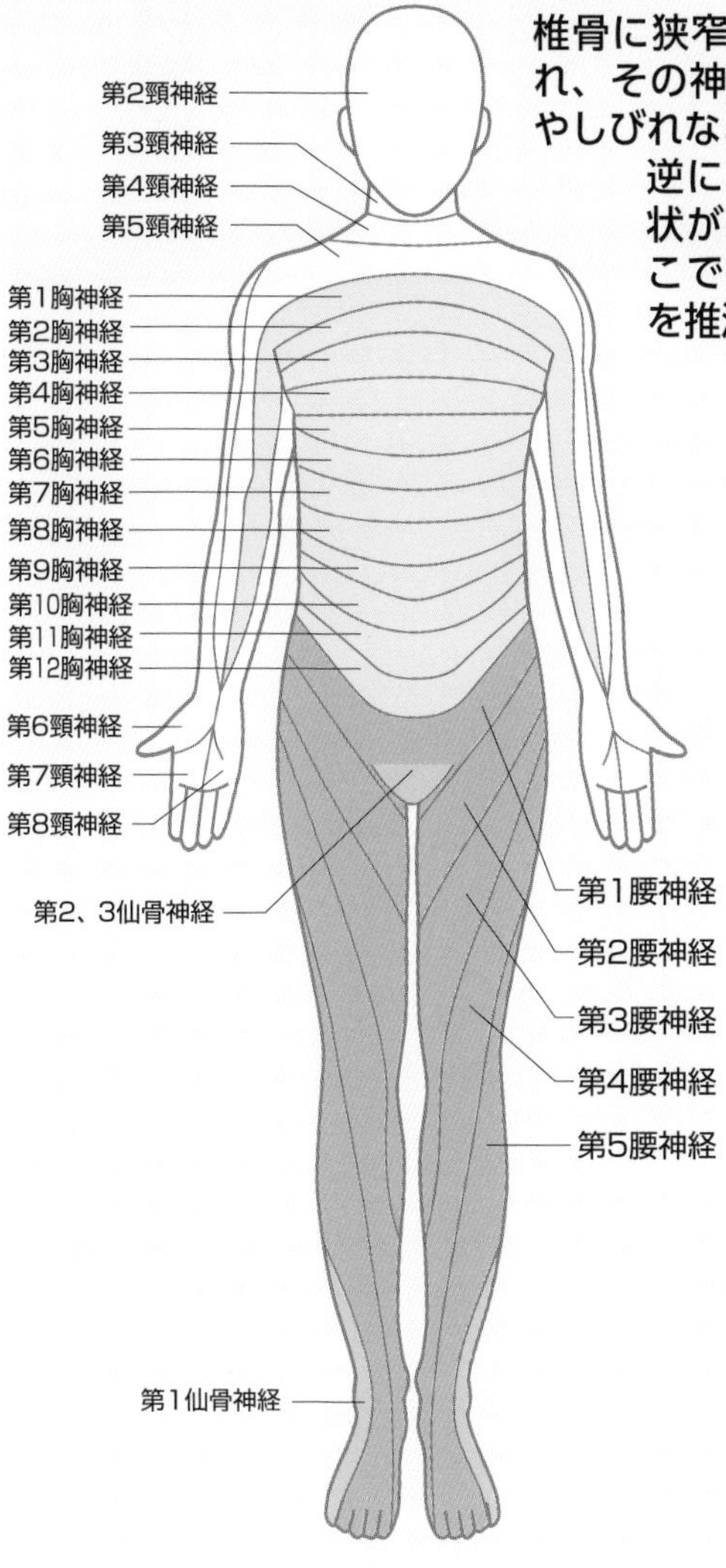

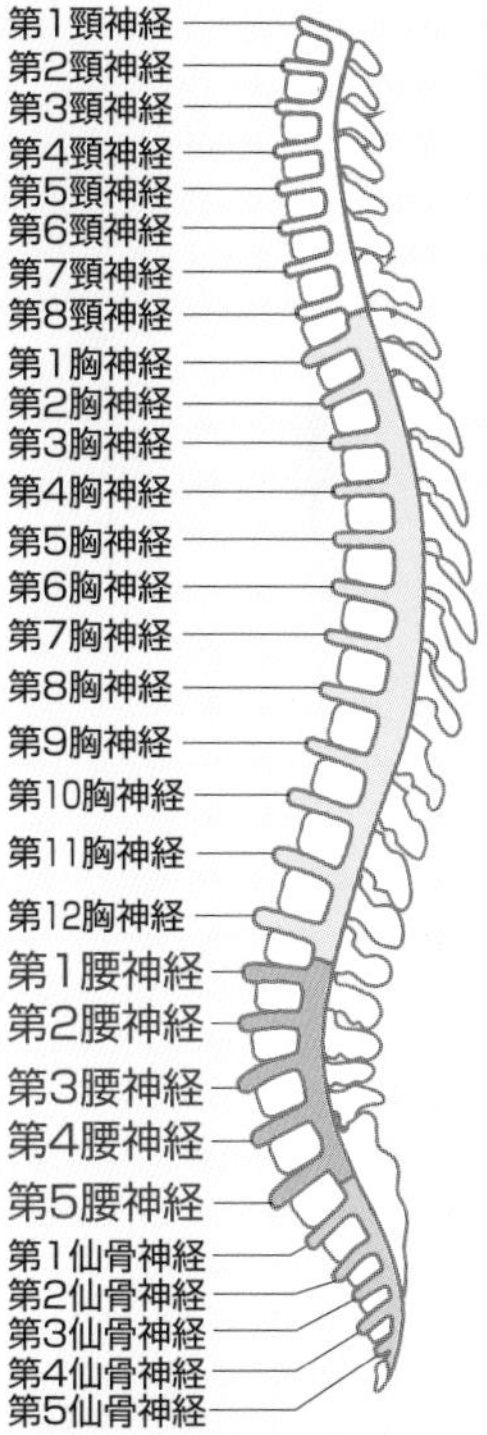

第４腰神経は、第４腰椎と第５腰椎の間の椎間孔から脊柱管を出る。第５腰神経は、第５腰椎と仙椎間の椎間孔から脊柱管を出る。

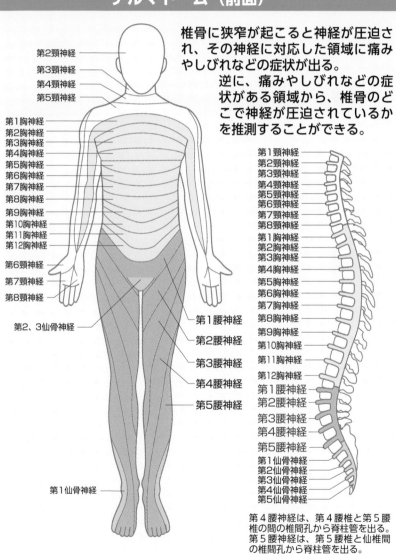

あなたは本当に脊柱管狭窄か否かも、原因タイプもわかる！ 専門医も使う［診断チェック表］教えます

脊柱管狭窄《せきちゅうかんきょうさく》か否かは、専門医でも診断に迷うことが少なくありません。足腰に痛みやしびれがあっても、腰椎《ようつい》椎間板ヘルニアや、糖尿病神経障害と区別しにくいことがあるからです。また、間欠跛《は》行《こう》（こま切れにしか歩けなくなる症状）は、末梢《まっしょう》動脈疾患《しっかん》（ＰＡＤ＊。閉塞《へいそく》性動脈硬化症ともいう）でも発症します。

診断の難しい脊柱管狭窄ですが、次㌻の表で順に自己チェックしていけば、一般の人でも脊柱管狭窄の有無を確かめる目安になります。これは、整形外科医が診断に用いる「**腰部脊柱管狭窄診断サポートツール**」（日本脊椎脊髄《せきついせきずい》病学会）を改変したものです。

❶～❾までに回答し、点数を集計します。❽のＡＴＲ（アキレス腱《けん》反射テスト）と❾のＳＬＲ（ラセーグテスト＝下肢《かし》伸展挙上テスト）は、家族などほかの人に手伝ってもらうと、より正確にチェックすることができます。合計点が４点以上ある場合は、脊柱管狭窄の疑いがかなり強いので、早期の受診をおすすめします。

＊PAD：Peripheral Arterial Disease　動脈硬化から血管が閉塞するなどして主に下肢に症状が現れる病気。閉塞性動脈硬化症（ASO: Arteriosclerosis Obliterans）ともいう。

腰部脊柱管狭窄の有無を調べる自己チェック表

質問	配点	点数記入欄
❶ 年齢は?	60歳未満　0点	
	60〜70歳　1点	
	71歳以上　2点	
❷ 糖尿病の病歴は?	あり　0点	
	なし　1点	
❸ 間欠跛行(こま切れにしか歩けなくなる症状)は?	あり　3点	
	なし　0点	
❹ 立っていると足やお尻の痛みが強くなるか?	あり　2点	
	なし　0点	
❺ 前かがみになると足やお尻の痛みが軽くなるか?	あり　3点	
	なし　0点	
❻ 前屈をすると足やお尻の痛みが現れるか?	あり　−1点	
	なし　0点	
❼ 後屈をすると足やお尻の痛みが現れるか?	あり　1点	
	なし　0点	
❽ ATR(アキレス腱反射テスト)の低下・消失はあるか?(下図参照)	あり　1点	
	なし　0点	
❾ SLR(ラセーグテスト=下肢伸展挙上テスト)の結果は?(下図参照)	陽性　−2点	
	陰性　0点	
		合計　　点

4点以上なら脊柱管狭窄が強く疑われる。

チェック表はあくまで目安です。診断を確定するには整形外科を受診してください。医療機関では上記チェックのほかにABI(上下肢血圧測定=上腕と足首の血圧を同時に測定し血流障害を調べる)も行われ、より正確に判定されます。

ATR(アキレス腱反射テスト)

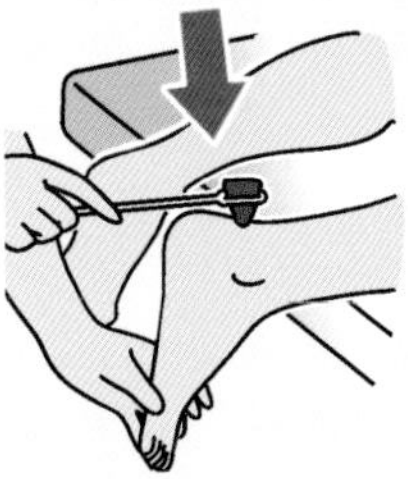

アキレス腱をゴム製のハンマーで軽くたたき、反射的に足先が動けば「反射あり」、動かなければ「反射なし」。

SLR(ラセーグテスト)

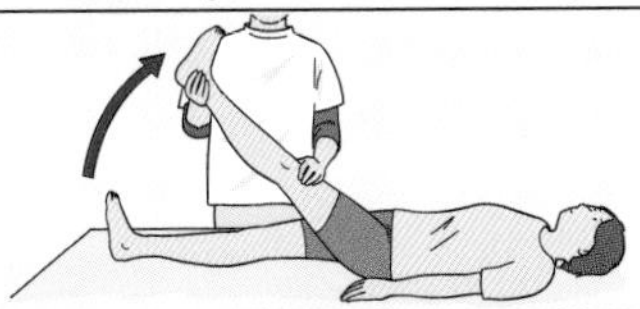

あおむけでひざを伸ばしたまま片足を床から30〜60度上げたとき、足腰に痛みやしびれが生じれば「陽性」で、椎間板ヘルニアの疑いがある。

「腰部脊柱管狭窄診断サポートツール」(日本脊椎脊髄病学会)より引用・改変

脊柱管狭窄は、圧迫される神経によって3タイプに分かれます。前ページの自己チェック表で脊柱管狭窄が強く疑われた人は、次ページの表でどのタイプかチェックしてみましょう。❶～❿までの質問に回答し、「はい」の数を集計すると、その数によって、どのタイプかを推測することができます。これは、東北腰部脊柱管狭窄研究会が作成した診断サポートツールをもとにしています。

①神経根型……脊髄《せきずい》から左右に枝分かれしている神経の根もとが圧迫されるものです。左右どちらかの神経根が圧迫され、**片側だけ**に腰痛や坐骨《ざこつ》神経痛、下肢のしびれ、間欠跛行などの症状が現れることが多いタイプです。

②馬尾《ばび》型……馬尾（脊髄の末端から馬のしっぽのように伸びている神経の束）が圧迫されるもので、**左右両側**に症状が現れるのが特徴です。両側のお尻《しり》から足にかけての広い範囲で、しびれ、冷感・灼熱感《しゃくねつかん》、足裏の感覚異常（ジリジリしたり、物が貼《は》りついたような感じがしたりする）、脱力感、マヒ、間欠跛行などが起こります。馬尾型は痛みを訴えないことが特徴ですが、悪化すると排尿困難・残尿感・頻尿・尿もれ・便秘といった排尿・排便障害、会陰部《えいんぶ》（生殖器と肛門《こうもん》の間）のほてり、男性では歩行時の陰茎勃起《ぼっき》なども見られます。

③混合型……神経根型と馬尾型が合併したタイプで、両方の症状が現れます。

腰部脊柱管狭窄のタイプを調べる自己チェック表

質問（「はい」か「いいえ」にチェック）	はい	いいえ	❶〜❹のはいの数
❶ 太ももからふくらはぎやすねにかけて、しびれや痛みがある。			
❷ しびれや痛みはしばらく歩くと強くなり、休むとらくになる。			
❸ しばらく立っているだけで、太ももからふくらはぎやすねにかけてしびれたり痛くなる。			
❹ 前かがみになるとしびれや痛みがらくになる。			個

質問（「はい」か「いいえ」にチェック）	はい	いいえ	❺〜❿のはいの数
❺ しびれはあるが痛みはない。			
❻ しびれや痛みは足の両側にある。			
❼ 両足の裏側にしびれがある。			
❽ お尻のまわりにしびれが出る。			
❾ お尻のまわりにほてりが出る。			個
❿ 歩くと尿が出そうになる。			

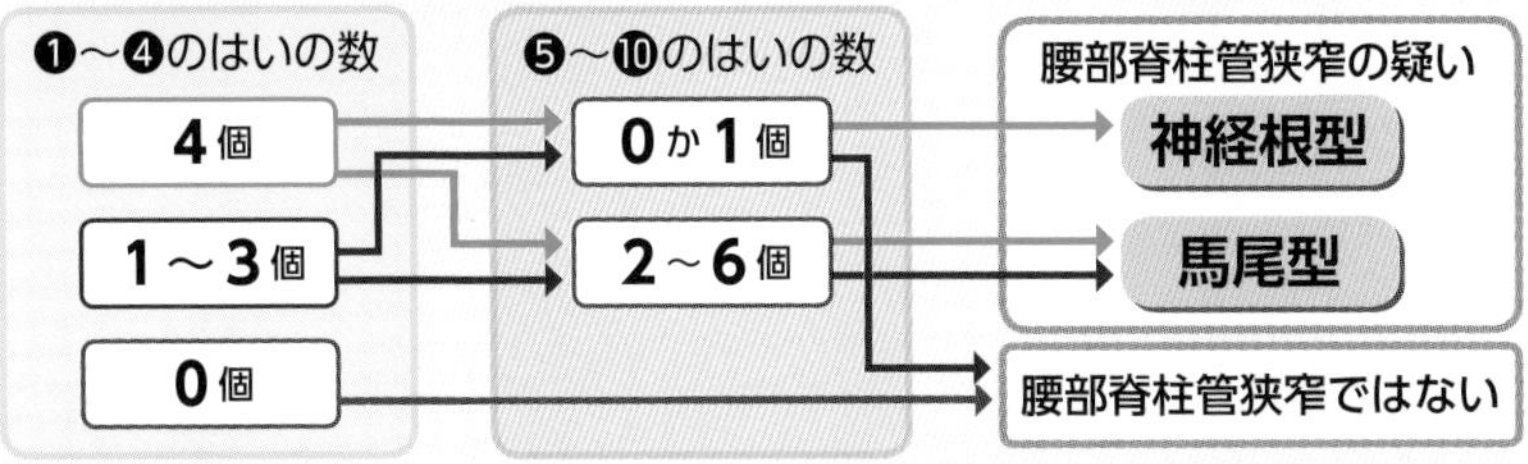
❶〜❹のはいの数
4個
1〜3個
0個
❺〜❿のはいの数
0か1個
2〜6個
腰部脊柱管狭窄の疑い
神経根型
馬尾型
腰部脊柱管狭窄ではない

脊柱管狭窄の３つのタイプ

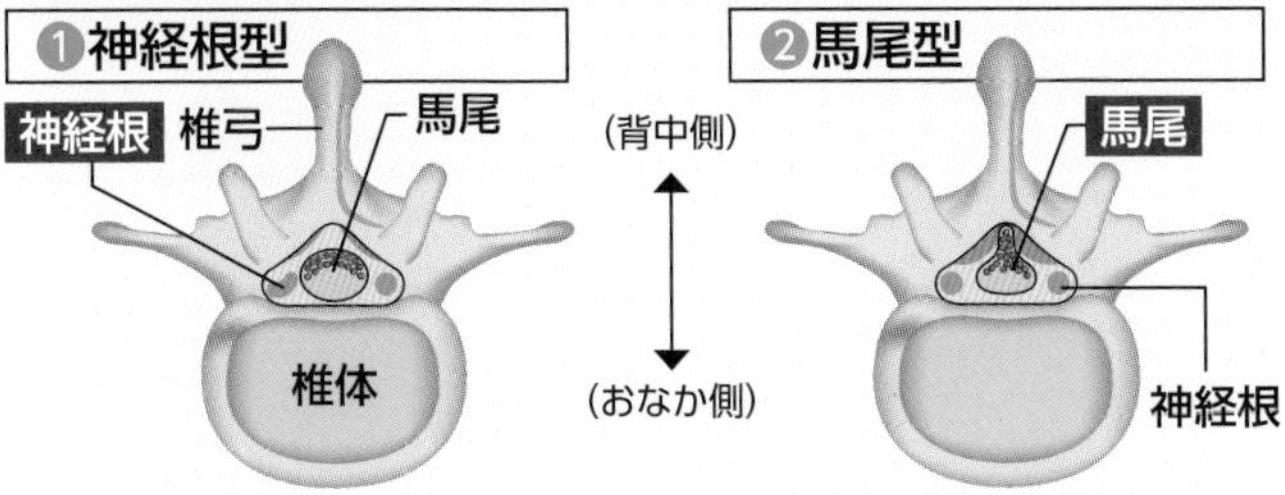
❶神経根型
神経根
椎弓
馬尾
椎体
（背中側）
（おなか側）
❷馬尾型
馬尾
神経根

神経根が締めつけられて発症

馬尾が締めつけられて発症

❸混合型

神経根と馬尾の両方が締めつけられているタイプ

「診断サポートツールversion1.0」（東北腰部脊柱管狭窄研究会）より引用・改変
上記はあくまで目安です。確定診断は整形外科でお受けください。

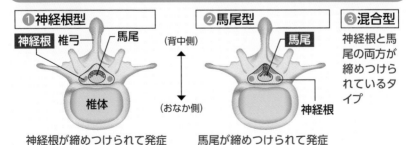

脊柱管狭窄の克服には早期発見に加え早期の治療とセルフケアが重要で、「運動療法」も改善の近道

脊柱管狭窄《せきちゅうかんきょうさく》を改善するには、早期発見・早期治療とともに、生活習慣の見直しや**運動療法**などによるセルフケアが重要です。

以前は腰痛といえば第一に安静といわれていました。しかし今では、強い痛みがある場合を除いて、体を積極的に動かしたほうがいいとされ、運動療法が重要視されるようになっています。

脊柱管狭窄の場合も、痛みやしびれといった症状を軽減する効果が期待できるとして、**専門医の間で運動療法の推奨度が高くなってきています**。さらに、運動療法によって筋力をアップしたり、肥満を予防したり、骨密度を上げて骨折を予防したりすることによって、ＡＤＬ[*1]（日常生活動作）を改善したり、ＱＯＬ[*2]（生活の質）を向上させたりする効果も期待できます。

私たちの背骨は、本来、緩やかなＳ字カーブを描いています（13ページの図参照）。同じ姿勢や悪い姿勢、同じ反復動作を長年続けていると、Ｓ字カーブがくずれて

＊1 ADL: Activities of Daily Living 食事・着替え・移動・排泄・身だしなみを整える・入浴など、日常生活で不可欠な基本的行動のこと。
＊2 QOL: Quality Of Life 生活の質。

腰椎《ようつい》に負担がかかり、組織が変性・変形して脊柱管狭窄を招きます。腰椎への負担が大きい職業（農作業や運送業など）、長時間座りつづける職業（事務職や運転手など）の人は、脊柱管狭窄になるリスクが比較的高いといえます。それを予防するためにも、運動によって腰椎をリセットする習慣を持つことが大切です。

もう一つ、運動療法には、こういった直接的な効果のほかに、**心理面の効果**もあります。腰痛にはストレスなど心の問題が深く関与しています。強いストレスを感じている人、抑うつ傾向の強い人は、腰痛になるリスクが高いという調査結果があります。慢性的な運動不足は、喫煙習慣、睡眠不足と並んで、ストレスのもとでもあります。体を動かすことでリフレッシュを図れば、心理面からもいい効果が得られます。

なお、体調が万全でないときや、激しい痛みのあるとき、運動をするとかえって痛みが強まるときは、無理に行わないようにしましょう。運動を始めるに当たって不安がある場合は、担当医に相談のうえ行うようにしてください。

運動療法の効果

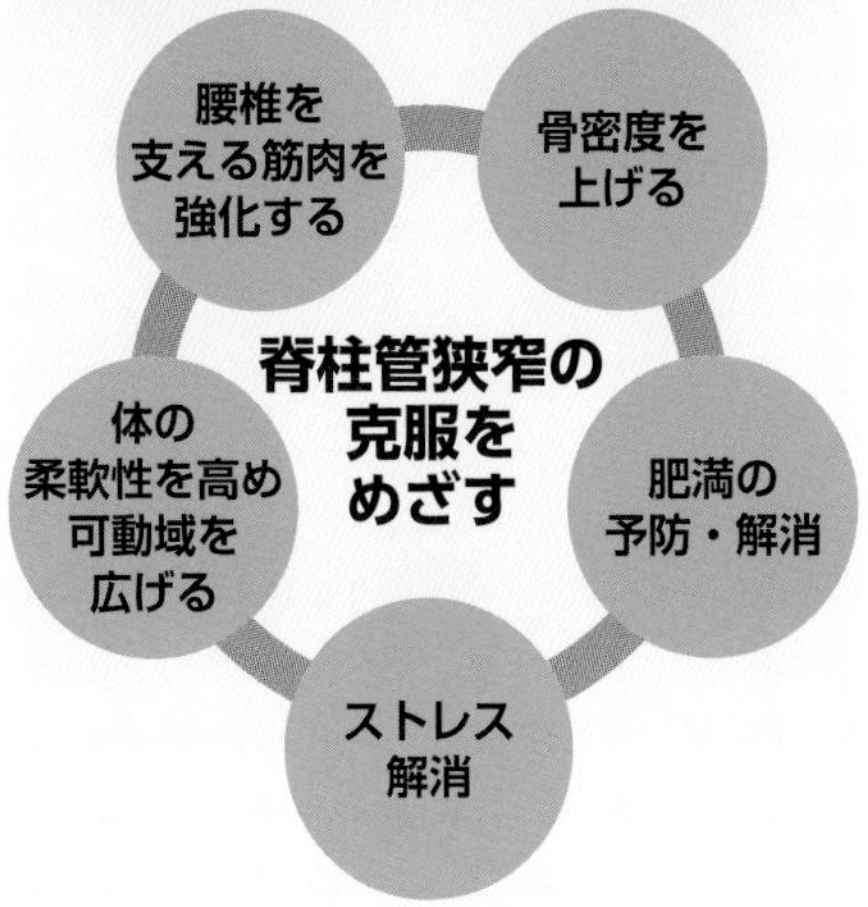
脊柱管狭窄の克服をめざす
腰椎を支える筋肉を強化する
骨密度を上げる
肥満の予防・解消
ストレス解消
体の柔軟性を高め可動域を広げる

足がマヒして爪先が上がらない、排尿・排便が困難など「手術を急ぐべき症状」一覧

脊柱管狭窄《せきちゅうかんきょうさく》は徐々に進行することが多く、急激に痛みが現れるということはまれです。脊柱管狭窄と診断されても、早期に治療を始め、運動療法などの保存療法を行えば、症状が軽減するケースも少なくありません。

しかし、保存療法を3～6ヵ月続けても痛みやしびれ、間欠跛行《はこう》（こま切れにしか歩けなくなる症状）といった症状が改善せず、画像検査でも脊柱管の狭窄が明らかに確認できる場合は、手術を検討します。

さらに、馬尾《ばび》型や混合型（26ページ参照）の脊柱管狭窄で、**下肢《かし》のマヒや排尿・排便障害といった重度の症状が現れた場合は、手術を急ぐ必要があります**。重度の神経障害がある場合、薬物療法・運動療法などの保存療法では改善が見込めないうえ、手術を先延ばしするうちに神経の障害が進み、手術をしても、しびれや尿失禁といった症状が後遺症として残る可能性が大きいからです。次の症状が現れた場合は、できるだけ早く手術することが望ましいとされています。

手術を急ぐべき主な症状

下肢のマヒ 筋力低下
「下垂足」や、ひざを伸ばせないなど、マヒや筋力低下の症状。

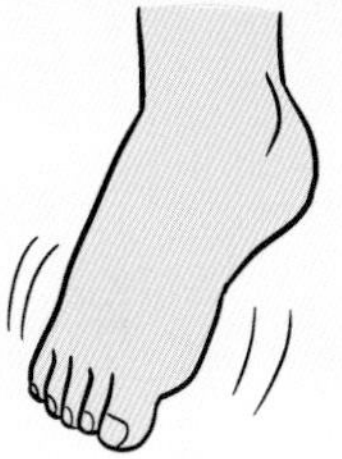

排尿・排便障害
排尿困難・残尿感・頻尿・尿もれ・便秘などの症状。

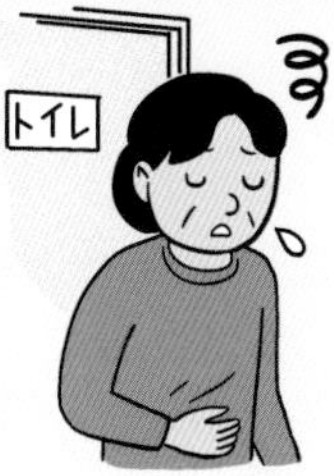

重度の間欠跛行
10～20メートルも続けて歩けないような間欠跛行があり、日常生活に支障がある。

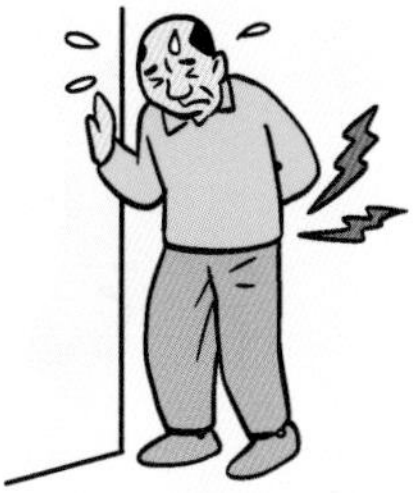

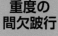

①下肢のマヒ・筋力低下……力を入れようとしても足首から先の部分を上げることができず垂れ下がってしまう「下垂《かすい》足」や、ひざを伸ばせないなど、マヒや筋力低下の症状がある場合。

②排尿・排便障害……膀胱《ぼうこう》や直腸に異常が見られ、排尿困難・残尿感・頻尿・尿もれ・便秘などの排尿・排便障害がある場合。

③重度の間欠跛行……10～20メートルも続けて歩けないような間欠跛行があり、日常生活に支障をきたしている場合。

コラム

脊柱管狭窄の主な症状一覧

間欠跛行

脊柱管狭窄の特徴的な症状。歩いている途中に腰から足にかけて痛みやしびれが現れて一時的に歩けなくなる歩行障害。少しの間前かがみで休むと回復し、再び歩けるようになる。患者さんの 60 ～ 80％に見られ、中には 50メートルを続けて歩けない人も多い。

腰痛

動くと痛みがひどくなり、休むと軽くなるのが特徴。痛みは強いが、激痛というよりは鈍痛が現れる場合のほうが多い。

足の痛み・坐骨神経痛

お尻から太ももの裏側、ふくらはぎ、足裏などにかけて、強い痛みが生じる。痛む部位はさまざま。

足のしびれ・知覚異常

お尻から足にかけてしびれが現れる。冷感・灼熱感（チリチリと焼けるような感覚）・引きつれ感・締めつけ感のほか、足底のジリジリ感、足裏の皮膚が厚くなったような異常感覚が生じる。

足の脱力感・マヒ

足に力を入れようとしても入らない、爪先が持ち上がらない、スリッパがよく脱げる、階段や少しの段差でよくつまずくなどの症状が現れる。

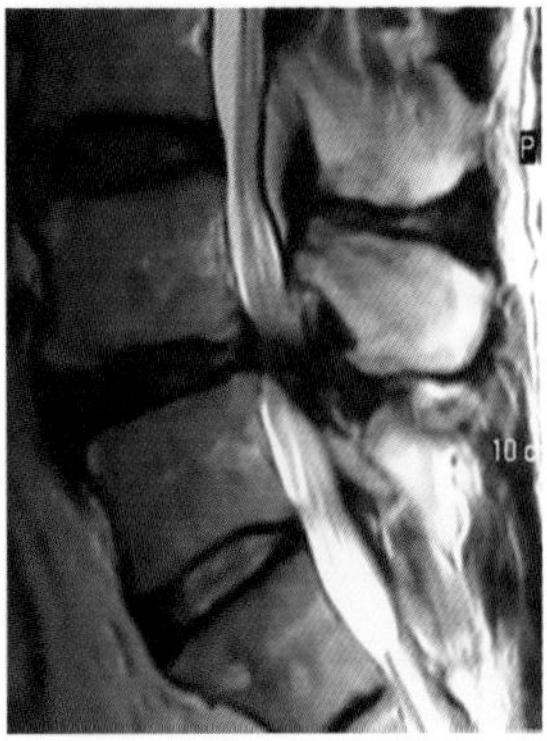

排尿・排便障害

尿が最後まで出切らない、尿意が頻繁になる、尿意がはっきりしない、排便後にお尻をふいたのにその感覚がないなどの症状が現れる。歩行時に尿や便がもれ出てくることもある。会陰部（生殖器と肛門の間）のほてり、男性では歩行時の陰茎勃起が見られる場合もある。

福島県健康医療対策監　福島県立医科大学前理事長兼学長　**菊地臣一**

起床後

第2章

脊柱管狭窄に伴う腰痛のある人は朝1分の背骨ストレッチでほぐせば背骨の配列や筋肉に好影響があり、毎日がらく

福島県健康医療対策監
福島県立医科大学前理事長兼学長
菊地臣一

運動不足で背骨周囲の筋肉・靱帯が硬直したままでは腰や下肢の負担が増すため「背骨ストレッチ」で防げ

腰部脊柱管狭窄《せきちゅうかんきょうさく》で日常的に足腰の痛みやしびれに悩まされていると、家に閉じこもって体を動かさなくなってしまう人が少なくありません。

しかし、それを放置していてはいけません。足腰の筋力や体の柔軟性がしだいに失われ、身体機能が衰えるのはもちろん、気力も落ちてしまい、重要なＡＤＬ（日常生活動作）やＱＯＬ（生活の質）も一挙に低下してしまうからです。

そうした中、脊椎《せきつい》の専門医の間で今、その優れた効用が注目されているのが、「運動療法」です。**運動療法は、脊柱管狭窄の痛みを軽減し、ＡＤＬやＱＯＬを改善するのに役立つことが、すでにいくつもの研究で示されているのです。**

では、具体的に何をすればいいかですが、まず、みなさんに試してほしいのが、**起床した後すぐに行う「背骨ストレッチ」です。**

睡眠中は体をあまり動かさないので、朝はどうしても筋肉や関節が硬直しがちです。特に**背骨まわりの筋肉や関節**が硬くなっていると、体を起こしたり歩いたりするのがつらく感じられるものです。また、**上半身と下半身をつなぐ深部筋肉の腸腰筋**《ちょうようきん》が衰えていると、姿勢を保持したり太ももを引き上げたりして歩くのが難しくなってきます。

そこで、背骨周囲の筋肉を柔軟にする「**❶腰背筋**《ようはいきん》**ストレッチ**」と上半身と下半身をつなぐ腸腰筋を柔軟にする「**❷腸腰筋ストレッチ**」の2つの背骨ストレッチを、朝、1日のスタートを切るときの新習慣としてぜひ始めてみてください。

背骨ストレッチを行うと、背中や腰の筋肉が気持ちよく伸びて、スッキリとした目覚めを味わうことができるでしょう。背中や腰のまわりの重だるさが取れて、**いい姿勢や背骨の配列を保持しやすくなり、起き上がったり立ち上がったりする動作もらくになっている**はずです。

同時に、背骨まわりをストレッチすると、腰椎（背骨の腰の部分）の脊柱管や椎間孔《こう》（13ページ参照）も広がるので、**神経への締めつけがゆるみ、歩いたり立ちつづけたりするのもらくになる**はずです。

背骨ストレッチは、やるとやらないとでは大違い。どれも思い立ったら**1分程度でできる簡単な体操ばかり**です。その日1日を快適に過ごすための朝一番の習慣として、ぜひ取り入れてみてください。

あおむけ両ひざ抱え

1セット1分

体操の効果

腰を丸めることで腰背筋（背中から腰、お尻にかけての筋肉群）を伸ばして柔軟にし、腰や下肢の負担を減らすことができる。同時に、狭まった脊柱管や椎間孔を広げ、神経への締めつけをゆるめることもできる。脊柱管狭窄対策の基本的な体操。

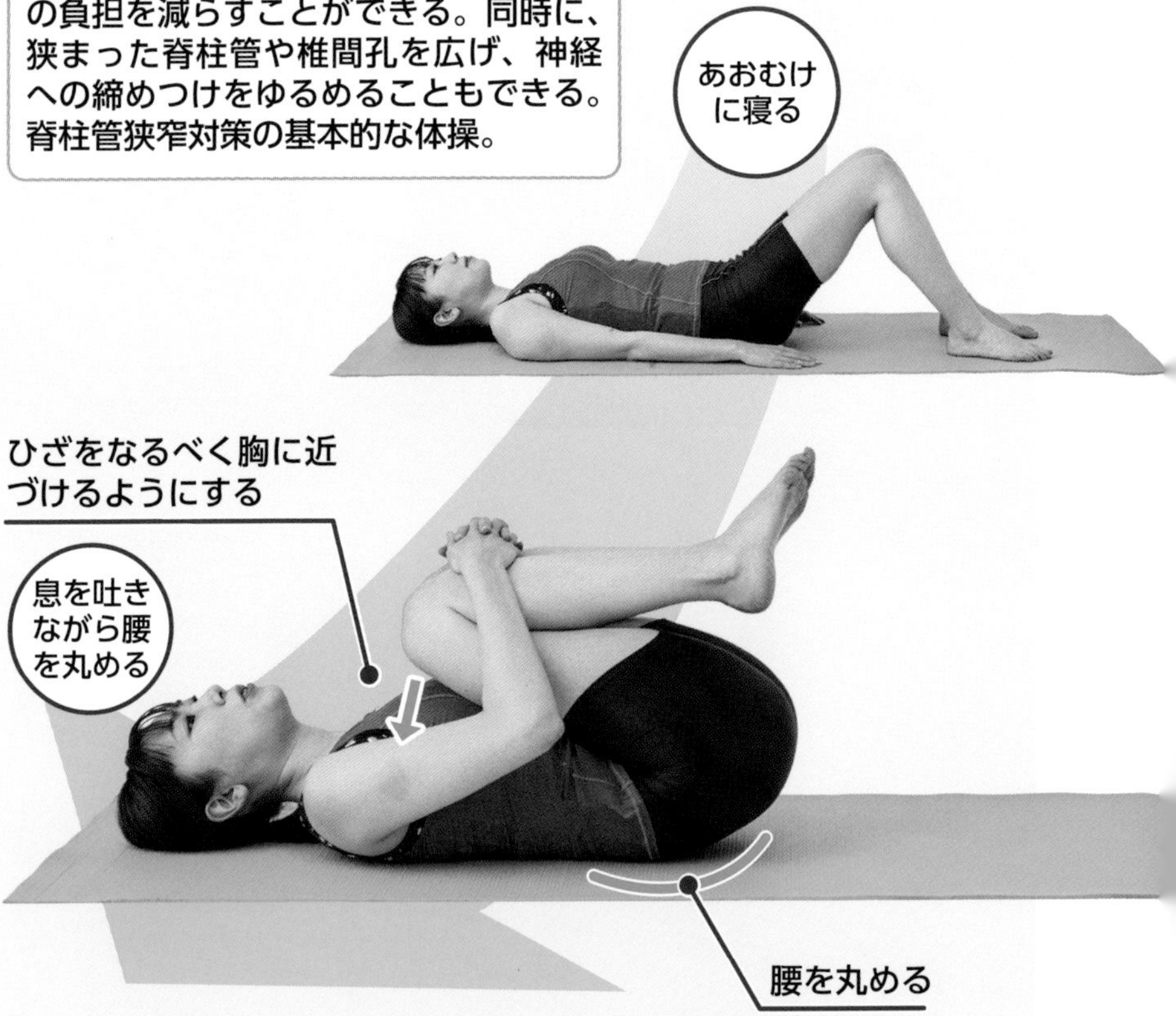

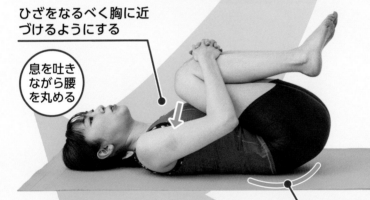

あおむけに寝る
ひざをなるべく胸に近づけるようにする
息を吐きながら腰を丸める
腰を丸める

❶ あおむけに寝て両ひざを軽く曲げ、両足を床につける。頭の下にタオルをたたんだものや枕を置いてもいい。

❷ 両手でひざを抱え、ゆっくりと胸に引きつけ、腰を丸めてお尻を浮かせる。
この姿勢を 10 秒間キープしたら、❶の姿勢に戻り、10 秒間休む。

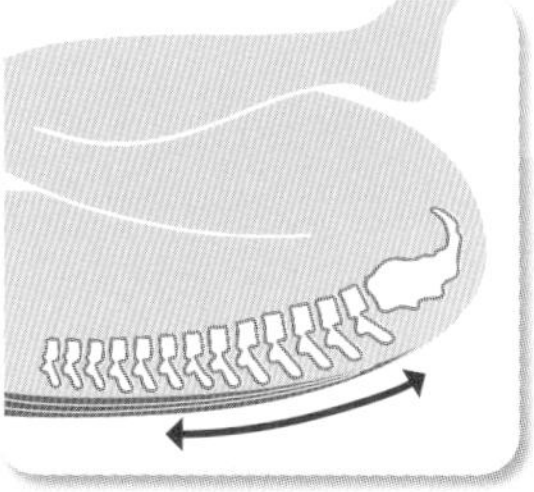
腰を丸めると脊柱管や
椎間孔が広がる
腰背筋

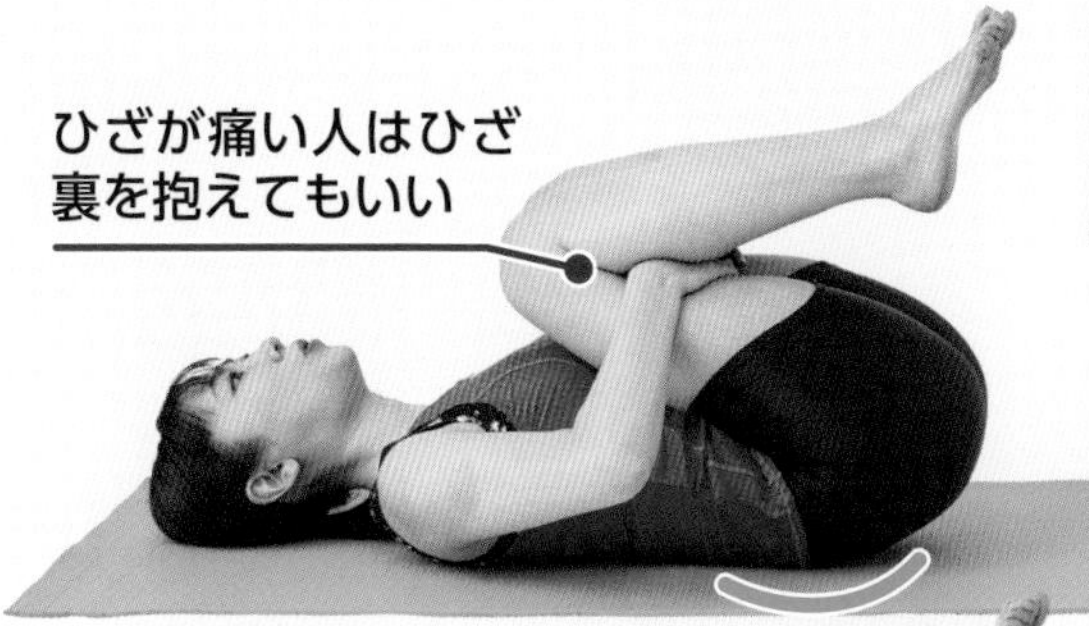
ひざが痛い人はひざ
裏を抱えてもいい

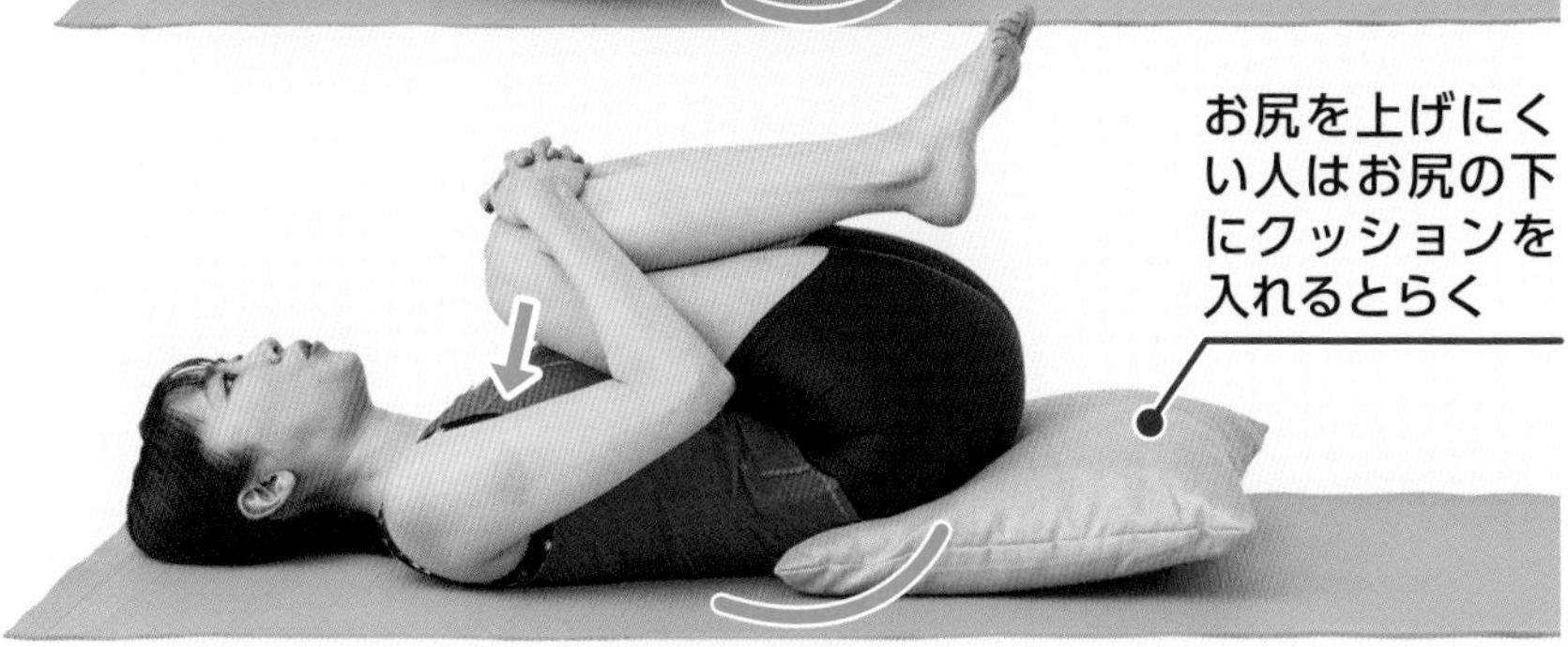
お尻を上げにく
い人はお尻の下
にクッションを
入れるとらく

❶と❷を
3回くり返して
1セットで
1分

1日2～3
セットを目
安に行う。

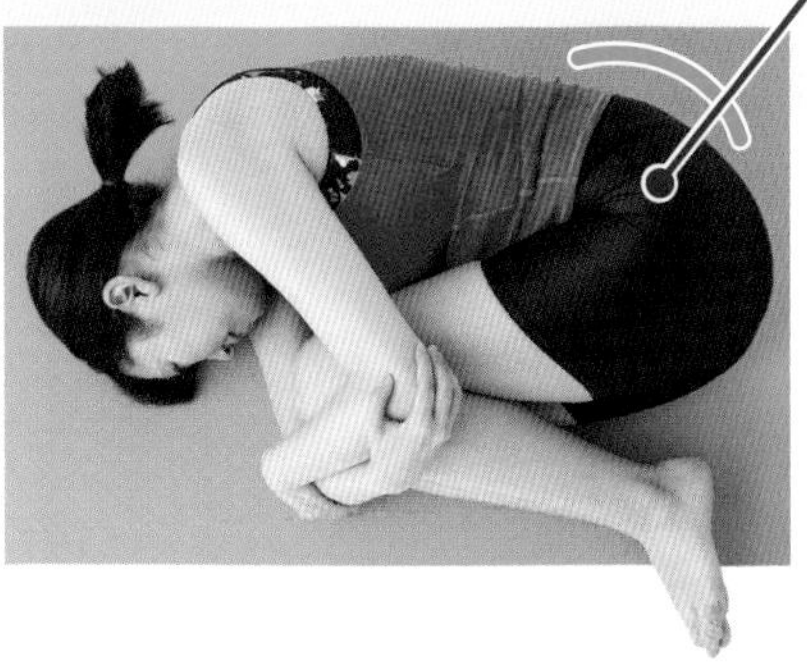
症状がつらいときは
横向きに寝てひざを
抱えるのも効果的
痛い側を上にする

イスおじぎ

1セット **1** 分

体操の効果

骨盤を立てた状態でおじぎをすることで、背中から腰の筋肉を伸ばして柔軟にし、血流をよくする。同時に、脊柱管や椎間孔を広げ、神経への締めつけをゆるめる。

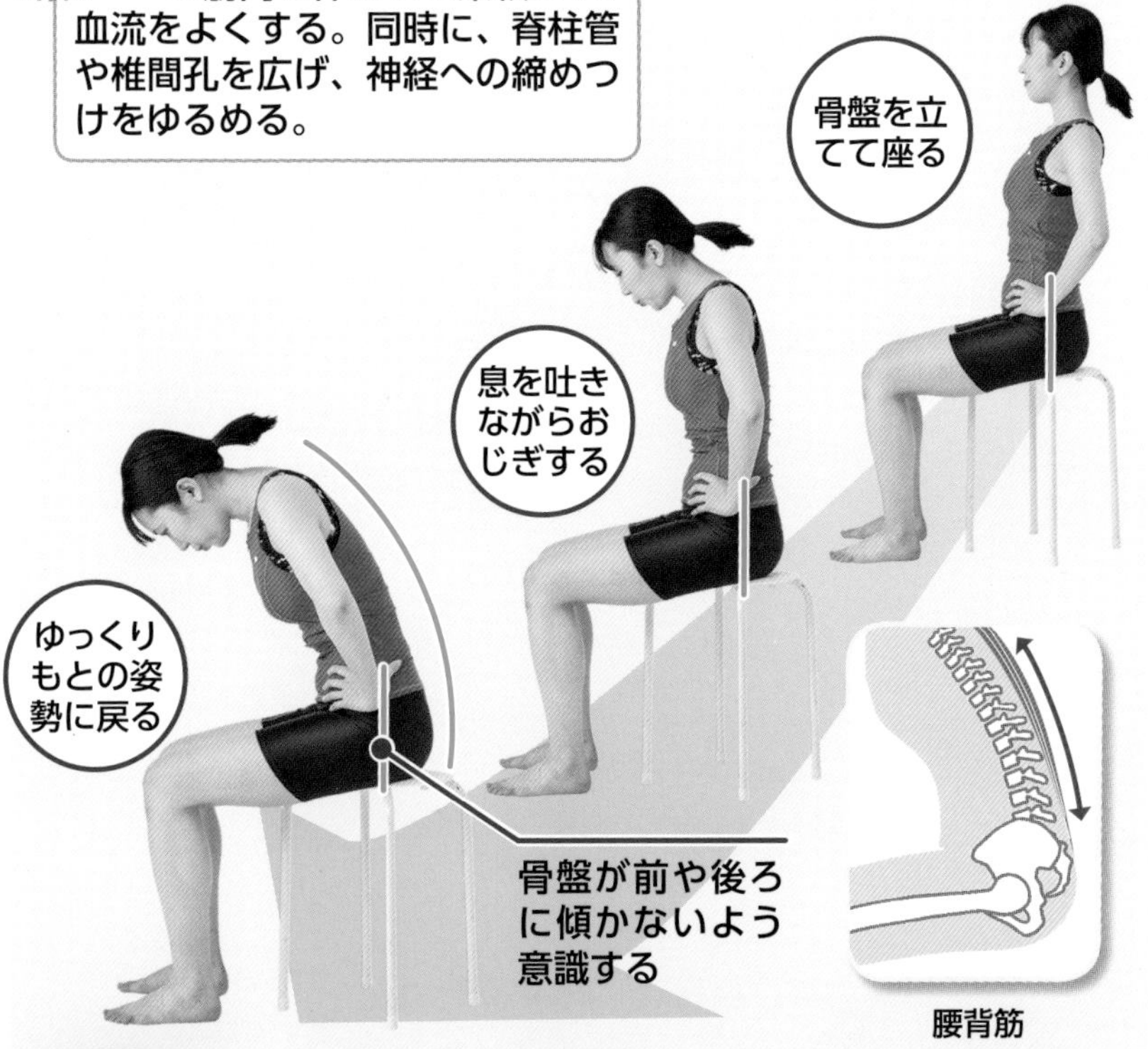
骨盤を立てて座る
息を吐きながらおじぎする
ゆっくりもとの姿勢に戻る
骨盤が前や後ろに傾かないよう意識する
腰背筋

❶〜❸を3回くり返して1セットで **1分**

1日2〜3セットを目安に行う。

❶ イスに腰かけ、腰に手を置く。骨盤をまっすぐに立てる。

❷ 口から息を吐きながらおなかをへこませ、骨盤を立てたまま、10秒かけておじぎをする。

❸ ヘソをのぞき込むような姿勢になったら、ゆっくりと10秒かけて鼻から息を吸いながら、❶の体勢に戻る。

あおむけ片ひざ抱え

1セット1分

体操の効果　背骨と下半身をつなぐ腸腰筋（太ももを引き上げるときに使う大腰筋、腸骨筋の総称）を伸ばして、足腰を柔軟に動かせるようにする。

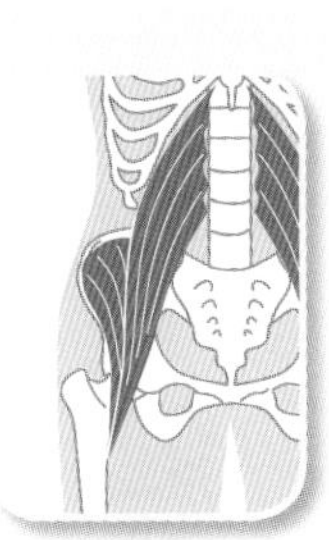

腸腰筋

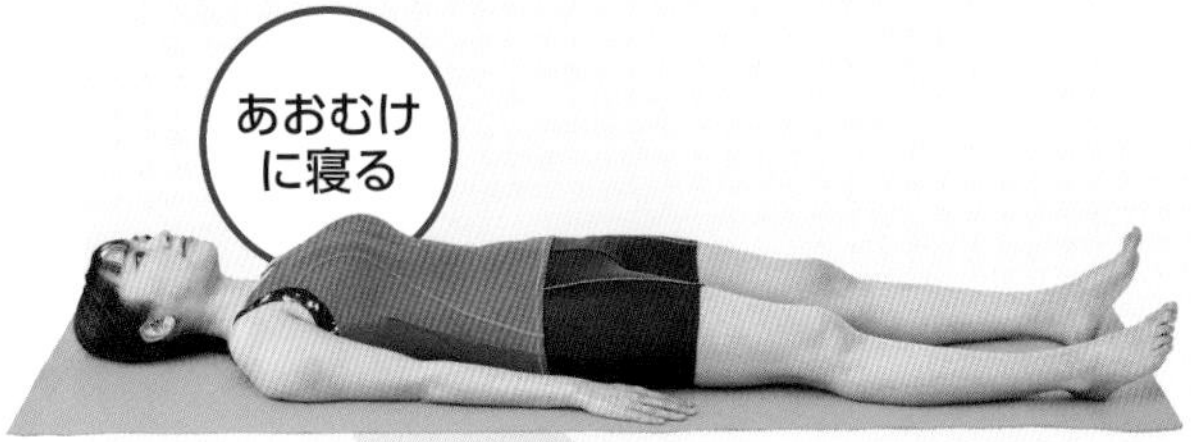
あおむけに寝る

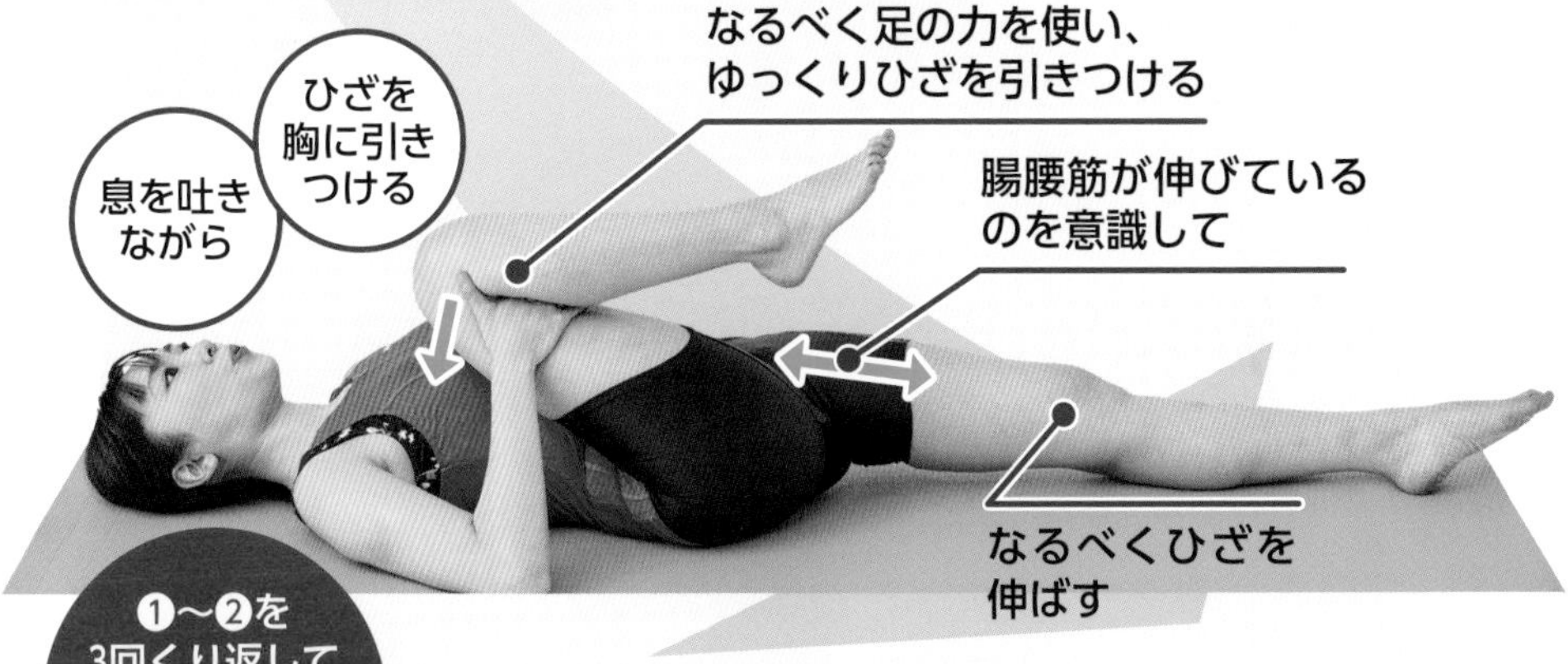
息を吐きながら
ひざを胸に引きつける
なるべく足の力を使い、ゆっくりひざを引きつける
腸腰筋が伸びているのを意識して
なるべくひざを伸ばす

❶〜❷を3回くり返して1セットで**1分**

1日2〜3セットを目安に行う。

左右同じように行う。

❶ あおむけに寝る。頭の下にタオルをたたんだものや枕を置いてもいい。

❷ 両手で片側のひざ裏を抱え、ひざをゆっくりと胸に引きつけて、伸ばした足の側の腸腰筋が伸びているのを感じる。
この姿勢を10秒間キープしたら、❶の姿勢に戻り、10秒間休む。

❸ ❶〜❷を3回くり返したら、反対側の足も同様に行う。

立てひざ股関節伸ばし

1セット1分

体操の効果

腸腰筋（太ももを引き上げるときに使う大腰筋、腸骨筋の総称）をストレッチして柔軟性を高め、足腰の動きをよくする。

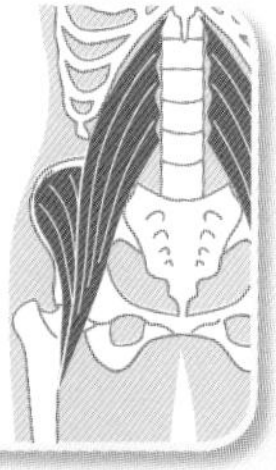

腸腰筋

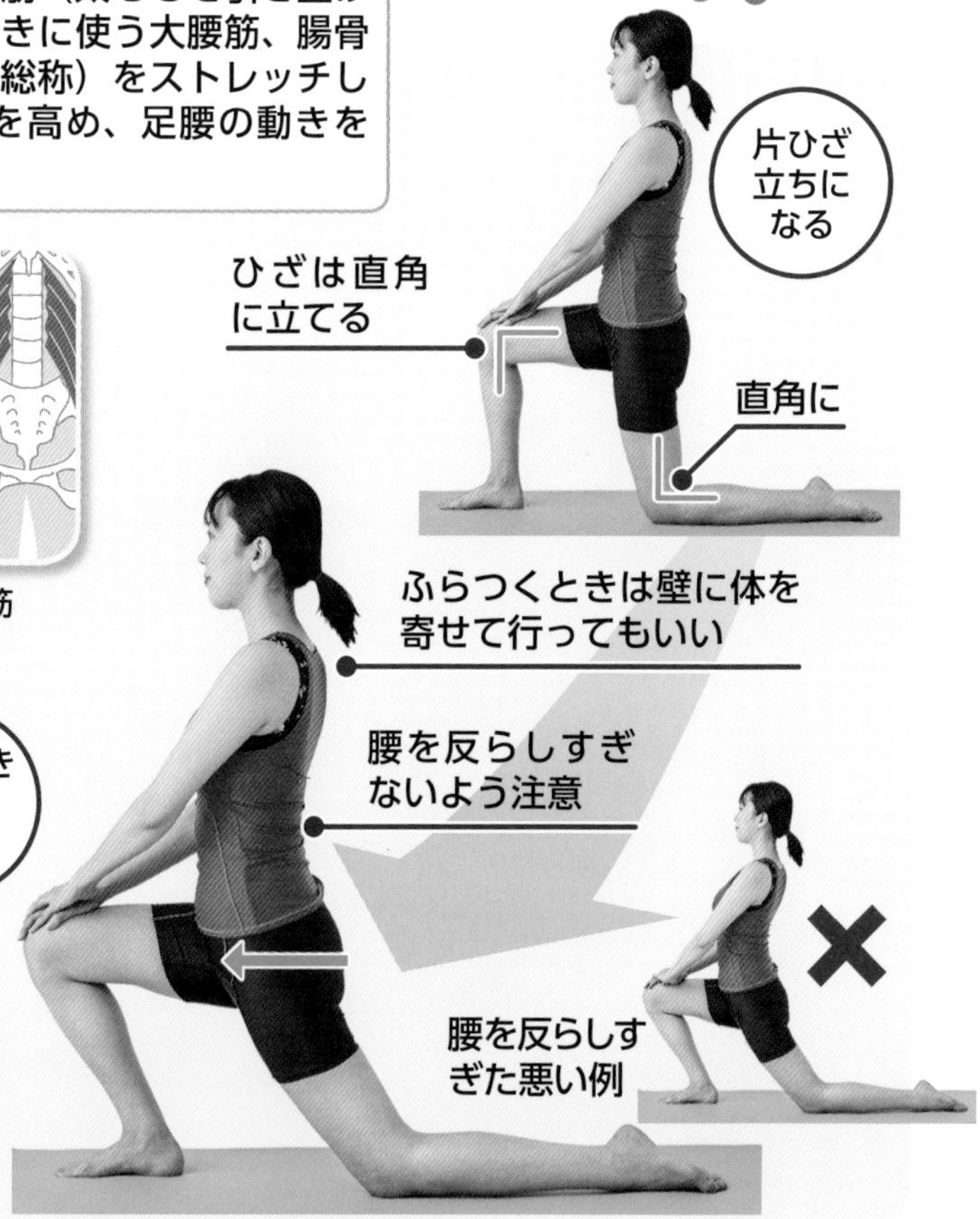
片ひざ立ちになる
ひざは直角に立てる
直角に
ふらつくときは壁に体を寄せて行ってもいい
息を吐きながら伸ばす
腰を反らしすぎないよう注意
腰を反らしすぎた悪い例
×

❶～❷を3回くり返して1セットで**1分**

1日2～3セットを目安に行う。

左右同じように行う。

❶ 片ひざ立ちになる。

❷ 息を吐きながら腰を前方にずらす。下腹から太ももの前面が伸びているのを意識しながらこの姿勢を10秒間キープ。❶の姿勢に戻り、10秒間休む。

❸ ❶～❷を3回くり返したら、反対側の足も同様に行う。

外出前

第3章

長く歩けない人は腰椎が反って脊柱管が狭まりやすく、防ぐ秘訣は画像検査で実証の脊柱管拡大1分体操

早稲田大学スポーツ科学学術院教授
整形外科専門医
金岡恒治

狭窄した脊柱管は腰椎が反るクセを正せば広がると画像検査でわかり、外出前の「脊柱管拡大体操」が最適

腰部脊柱管狭窄症《せきちゅうかんきょうさく》の人は、**腰を丸めると症状が和らぎ、腰を反らすと症状が強まる**のがふつうです。それはなぜでしょうか。

背骨を1本のバネにたとえてみましょう。バネをたわめると、内側の針金の間隔は狭くなり、外側は広くなります。腰を丸めたときの腰椎《ようつい》（背骨の腰の部分）もこれと同じで、おなか側が狭まり、背中側が広がります。

脊柱管の背中側にある黄色靱帯《じんたい》がたわんで厚くなると脊柱管が狭まり、神経が締めつけられて腰や下《か》肢《し》に痛みやしびれが現れます。**腰を丸めて腰椎の背中側が広がれば、たわんだ黄色靱帯も伸びるため、脊柱管が広がり、神経への締めつけがゆるみ、症状が和らぐ**のです。そのようすは画像検査でも確認す

背骨をバネにたとえると

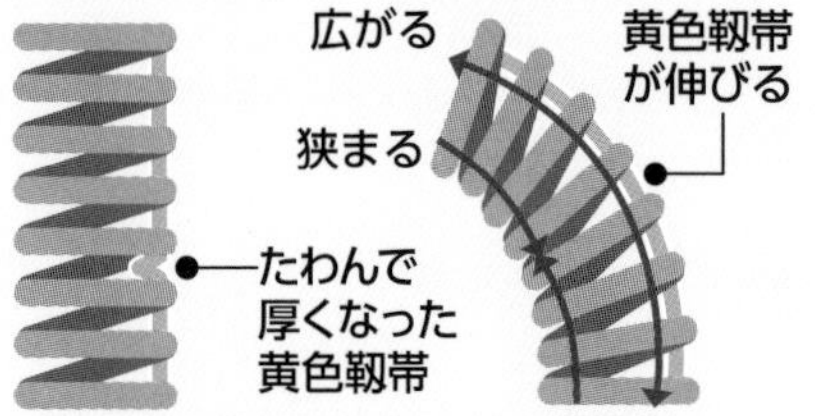

バネをたわめると、内側の間隔は狭く、外側は広がる。
腰を丸めると、同様に腰椎の背中側が伸びて間隔が広がるが、それに伴い、たわんで厚くなった黄色靱帯も伸びるため、脊柱管が広がり、神経への締めつけがゆるむ。

姿勢によって脊柱管が広がる

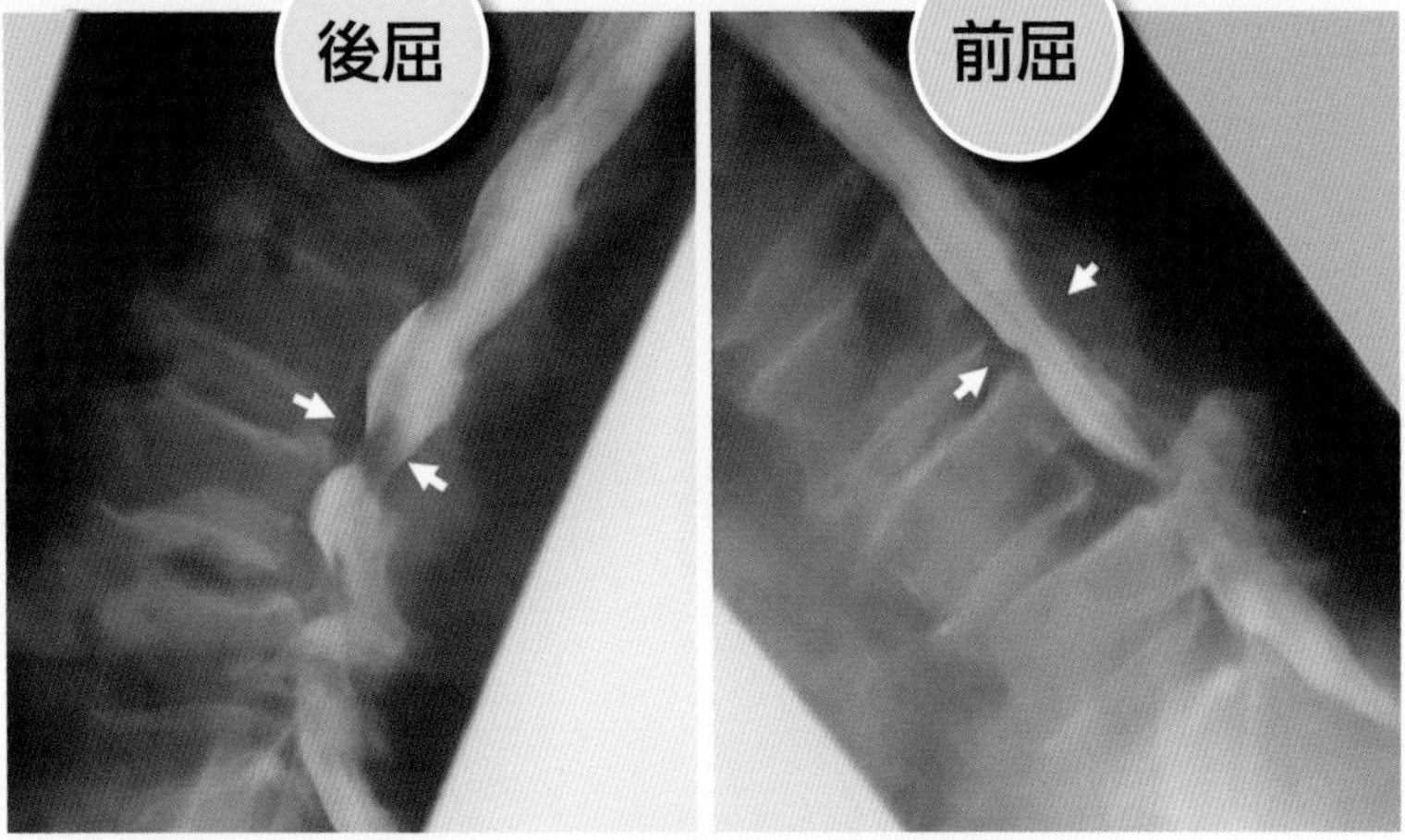

後屈（腰を反らせた状態）では腰椎の背中側が狭まり、その結果脊柱管も狭くなっている。前屈（腰を丸める）すると脊柱管も拡大して神経への締めつけがゆるみ、症状も和らぐ。

ることができます。上の写真は脊柱管に造影剤を注入して撮影したレントゲン写真ですが、**前屈したとき（腰を丸めたとき）は脊柱管も拡大している**のがわかります。

しかし、だからといって、ずっと腰を丸めてうずくまっているわけにもいきません。私たちは1日の多くの時間を、上体を起こして、立ったり、歩いたりして活動しています。脊柱管狭窄症に悩む人が、その時間をできるだけ痛みなくらくに過ごせるようになるためには、どうすればいいのでしょうか。

結論をいうと、**「いい姿勢」**を保つことが肝心です。いい姿勢とは、背骨

画像出典：『腰痛のプライマリ・ケア』（金岡恒治著、文光堂）

全体が自然なS字カーブを描き、どこにも無理な力がかからないニュートラルな姿勢のことをいいます。脊柱管狭窄症の患者さんの中には、ご自身の姿勢のよさに自信を持っている方が少なくありません。柔道や剣道の経験者で、姿勢には人一倍気をつけてきたという方もおおぜいいます。

実際に、そうした方々にふだんどおりに立ってもらうと、確かに、あごを引いて胸を張り、背すじ（背中）がピンと伸びており、一見するといい姿勢を取っているように見えます。しかし、目を転じて腰のあたりをよく見てみると、**「反り腰」**がクセになっている場合が少なくないのです。

腰椎の反りグセを正せば痛み・しびれが軽快

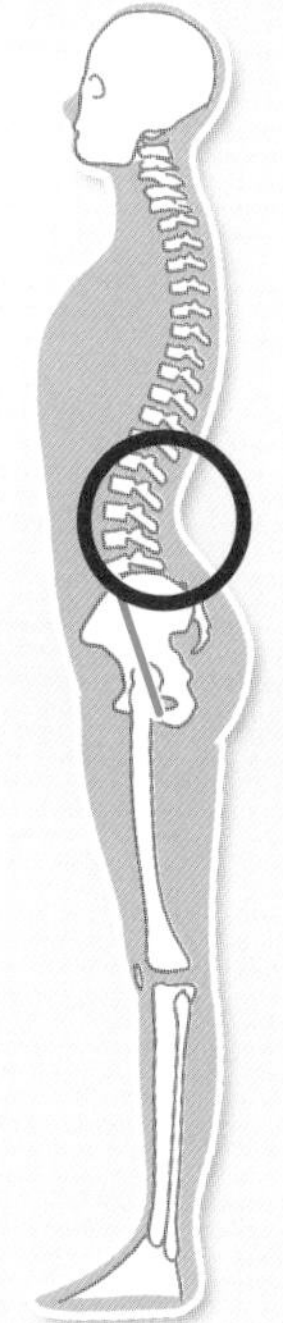

左の姿勢は一見するといい姿勢に見えるが、骨盤が前傾していて腰椎の反りが強い「反り腰」の姿勢になっている。

脊柱管狭窄症の患者さんにはこのような反り腰の人が多いが、骨盤の傾きを適度に後傾させて腰椎の反りをゆるめれば、脊柱管が広がって症状が軽減する。

反り腰とは、腰椎が反りすぎた姿勢、腰椎にもともと備わっている前弯《ぜんわん》カーブが強すぎる姿勢という意味です。**脊柱管狭窄症の患者さんは、腰椎を反らす**

のは得意なのですが、腰椎を丸める（後弯《こうわん》させる）のは苦手という人が多いものです。

上体を起こしている間じゅうずっと反り腰だとしたら、脊柱管は常に狭いままで、神経が絶えず締めつけられることになります。これでは足腰に痛みやしびれが現れるのも当然といえば当然でしょう。

思い当たる人は、反り腰、いい換えれば、**腰椎の「反りグセ」**を正しましょう。そして、**腰椎を上手に丸められる体の使い方**を覚えましょう。そのために重要なのが、**「骨盤の傾き」**です。

腰椎の形状は骨盤の傾きと密接にかかわっています。骨盤が前傾するとそれに連動して腰椎は反り、**骨盤が適度に後傾すると腰椎の反りがゆるみます。腰椎の反りがゆるめば脊柱管はおのずと広がるので、神経の圧迫がゆるみ、痛みやしびれが軽減できる**のです。

では、**骨盤の傾きを自分の意志でコントロールし、腰椎の反りをゆるめて狭窄した脊柱管を広げる**には、私たちは体のどの部位をどのように動かせばいいのでしょうか。次のページで、その具体的な方法として「**脊柱管拡大体操**」を紹介したいと思います。

脊柱管拡大体操は腰を丸めて神経の圧迫をゆるめる
1分体操で「四つばい正座」「腰押し当て」を習慣にせよ

脊柱管狭窄症《せきちゅうかんきょうさく》の**症状を和らげるためには、腰を丸めて腰椎《ようつい》（背骨の腰の部分）の反りグセを正し、神経の圧迫をゆるめることが重要です。**

しかし、ひと言で「腰を丸める」といっても、実際にやろうとすると、意外と難しいかもしれません。ふだん運動習慣のない人は、体の一部を意識的に動かすやり方がわからないものです。

「腰を丸めよう」としても、実際は背中しか丸まっていないことがよくあります。反り腰がクセになっている脊柱管狭窄症の患者さんにとって、腰椎を丸める動作は意外に難しいのです。

まずは、腰椎を丸めるために必要な筋肉の使い方（力の入れ方、伸ばし方）を、体操を通じて身につけていきましょう。

ここでは、**誰でも簡単に腰椎を丸められるようになる「脊柱管拡大体操」**として、2つの体操を紹介します。

まず、最初の「❶**四つばい正座**」は、背中から背骨全体を引き上げることで腰椎を丸めやすくするとともに、前傾姿勢のまま正座をすることで骨盤を後傾させる動きを自然と体得できる体操です。

次の「❷**腰押し当て**」は、あおむけになることで背中や腰の筋肉の緊張を除き、その状態で骨盤を後傾させて腰椎を丸める感覚を養う体操です。腰椎と床の間にできた前弯《ぜんわん》カーブのすきまを埋めることができれば、腰椎が上手に丸められていることを示します。うまくできるまでくり返し行いましょう。

いかがでしょうか。このように、ちょっとした動きを意識するだけで、**骨盤を後傾させて腰椎を丸める感覚**をつかむことができます。この動きを習得できれば、狭窄した脊柱管を意識的に広げることができるので、足腰の痛みやしびれを自分でコントロールしやすくなります。

朝、外出前に行っておけば、腰椎を丸めて脊柱管を広げた状態を保ちやすくなるので、**歩行中に足腰に痛みやしびれが現れてこま切れにしか歩けなくなる「間欠性跛行《はこう》」の発生を防ぐことにつながる**でしょう。ぜひ毎日の習慣にすることをおすすめします。

四つばい正座*

1セット1分

体操の効果 腰椎を丸めて脊柱管を広げ、神経の圧迫をゆるめて症状を和らげる動作を身につける。

全体の流れ

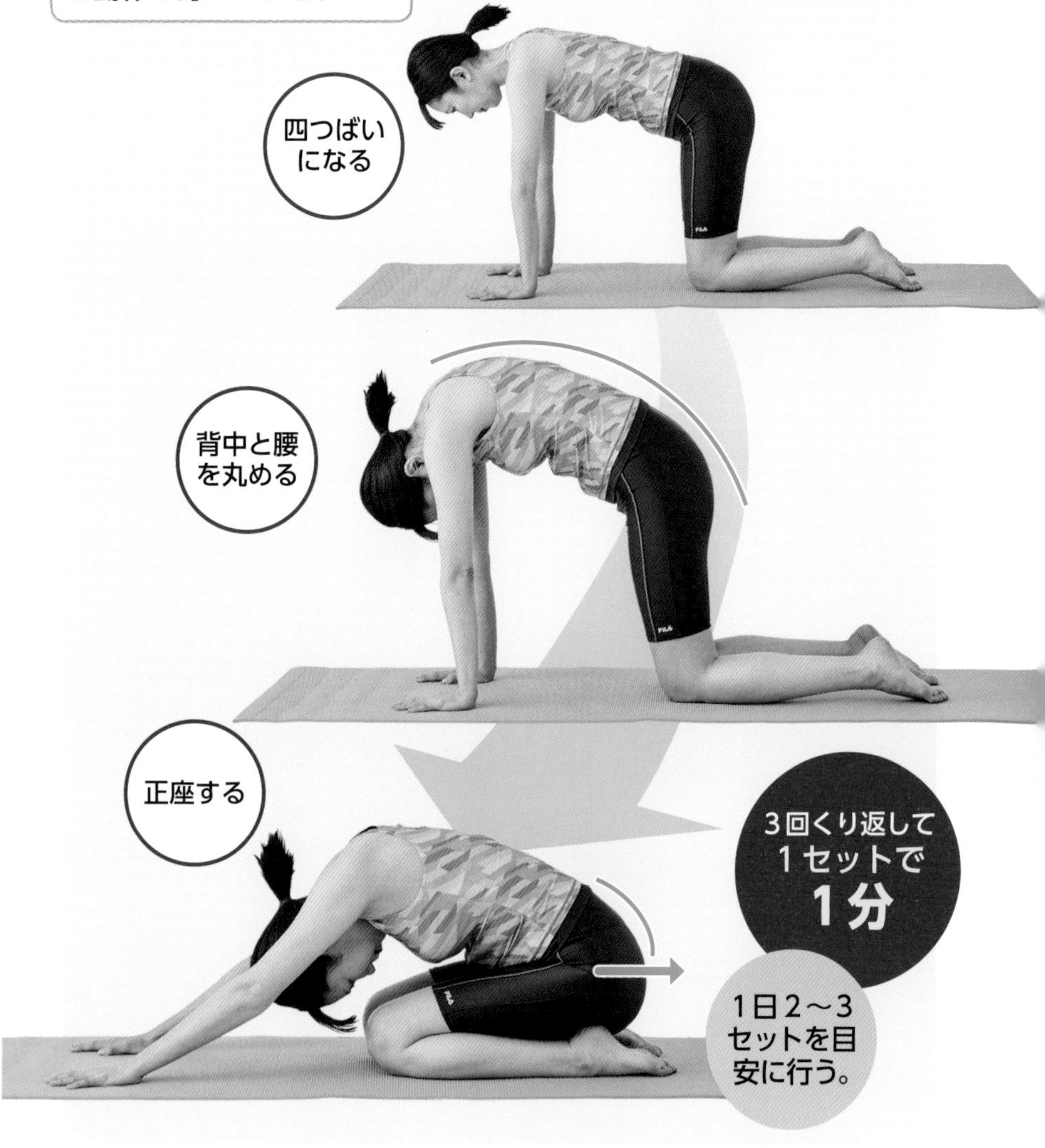
四つばいになる
背中と腰を丸める
正座する
3回くり返して1セットで1分
1日2～3セットを目安に行う。

＊桐蔭横浜大学スポーツ健康政策学部スポーツテクノロジー学科・成田崇矢教授考案

体操スタート

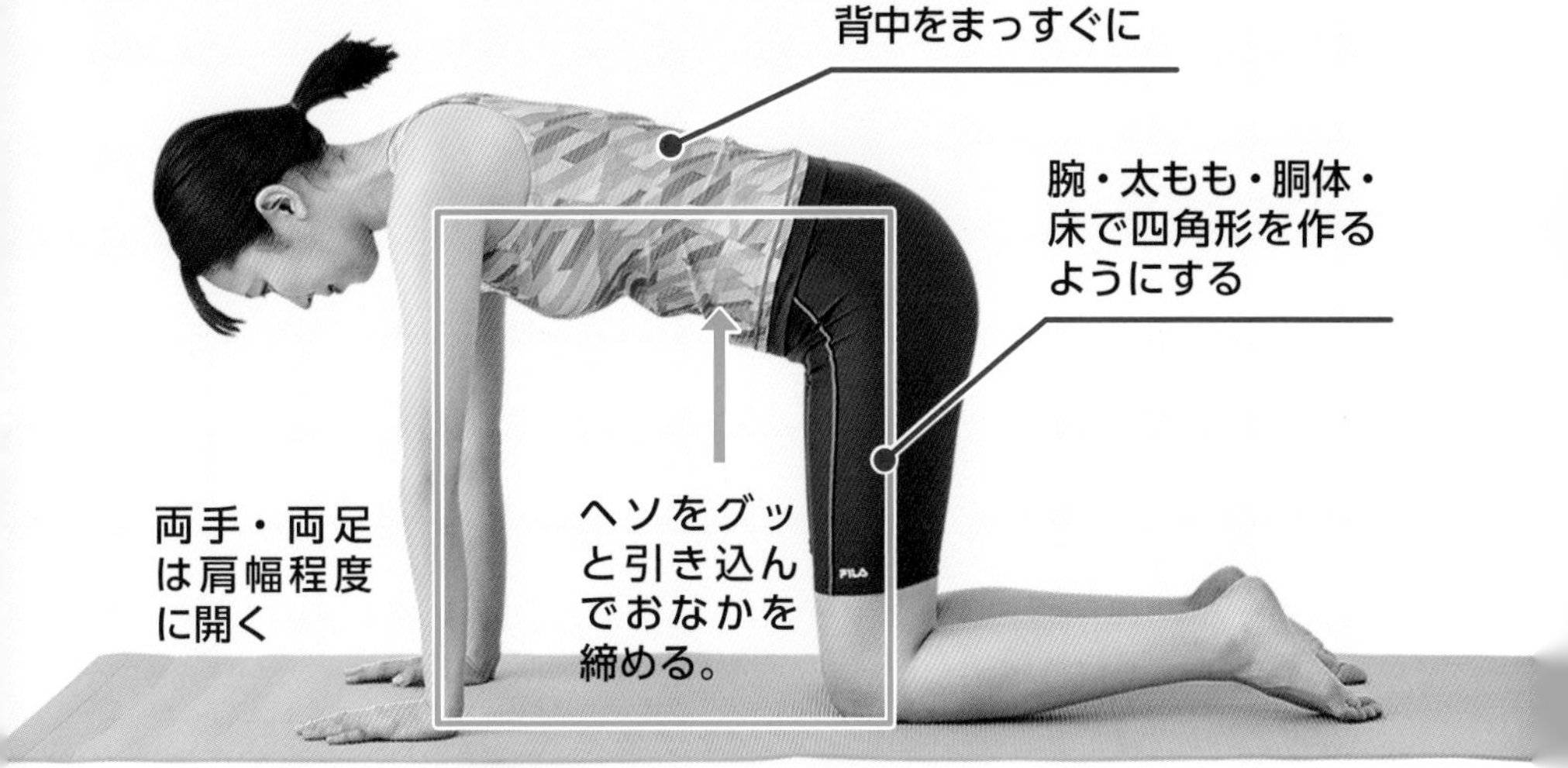
背中をまっすぐに
腕・太もも・胴体・床で四角形を作るようにする
両手・両足は肩幅程度に開く
ヘソをグッと引き込んでおなかを締める。

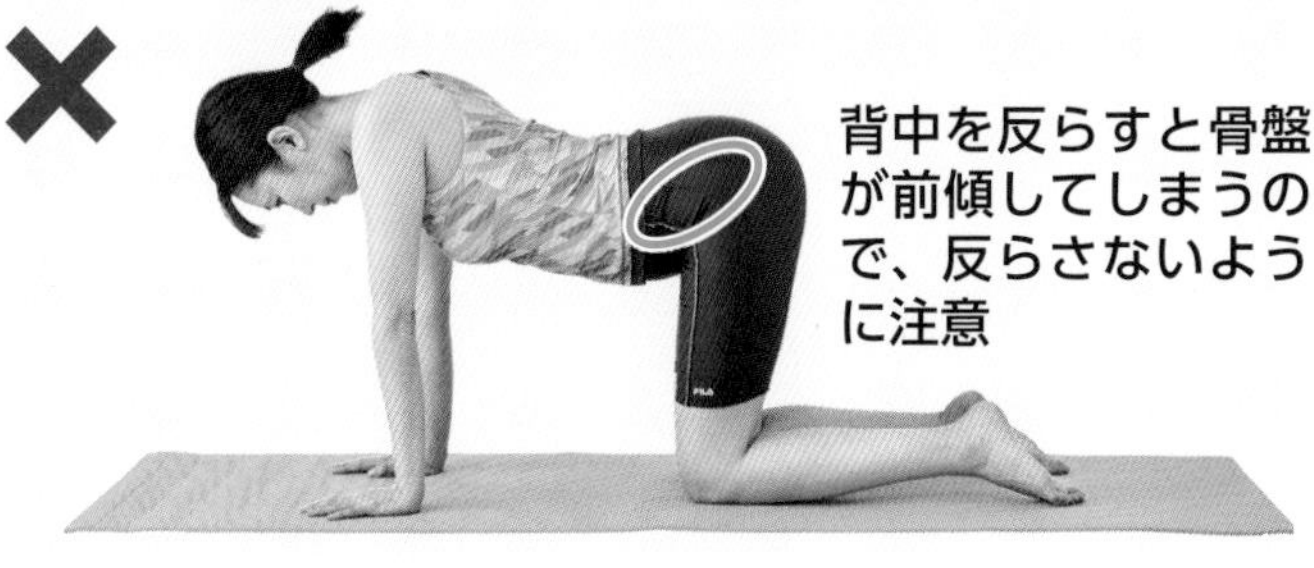
×
背中を反らすと骨盤が前傾してしまうので、反らさないように注意

❶ 腕・太もも・胴体・床で四角形を作るようにして四つばいになる。視線は床に向け、首が下がらないよう、首からお尻までまっすぐに。
背中は反らさず、ヘソを体の中へ引き込むつもりでおなかを締める。

四つばい正座

1セット1分

背中を丸める

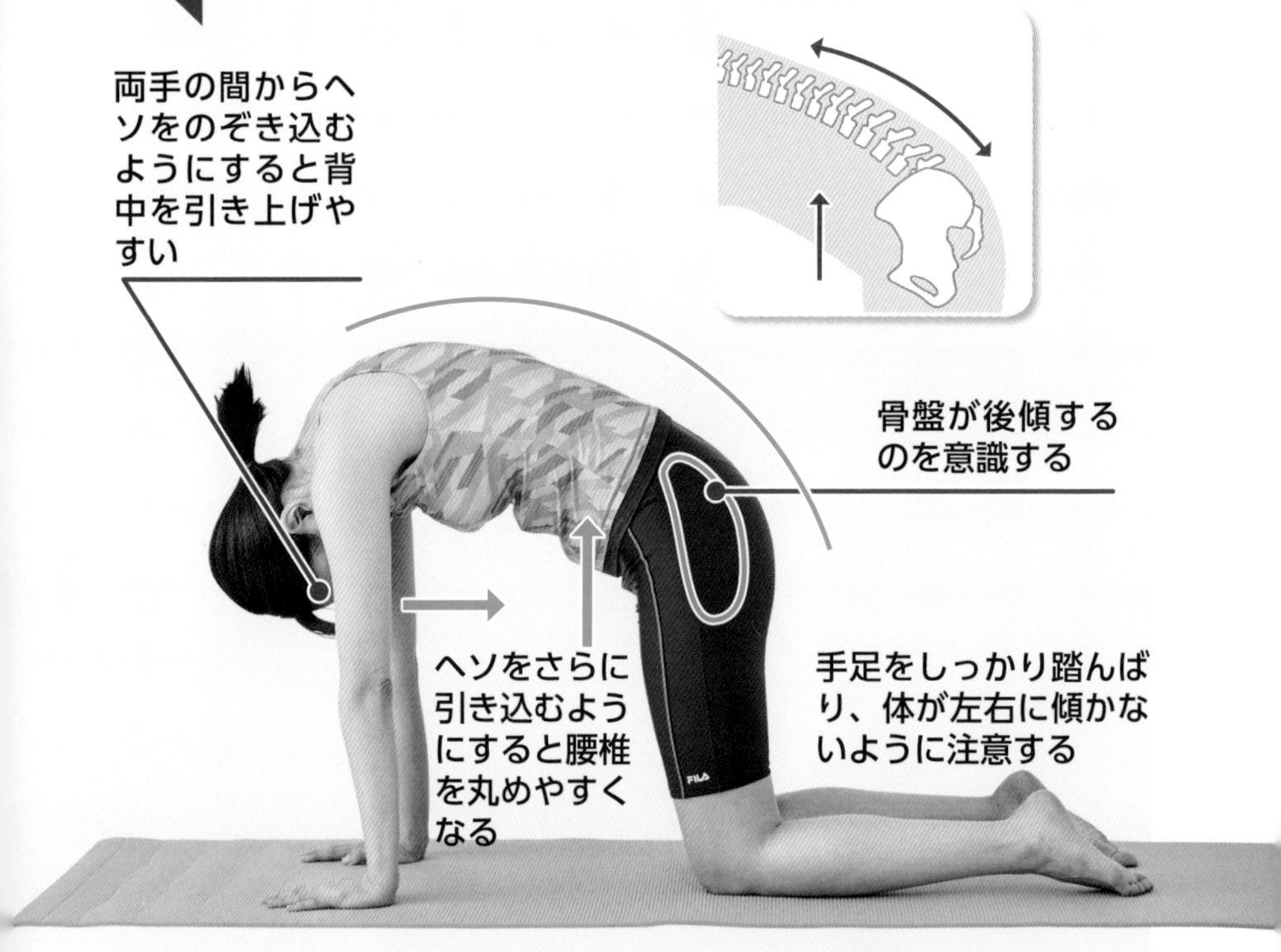
両手の間からヘソをのぞき込むようにすると背中を引き上げやすい
骨盤が後傾するのを意識する
ヘソをさらに引き込むようにすると腰椎を丸めやすくなる
手足をしっかり踏んばり、体が左右に傾かないように注意する

❷ 鼻から息を吸いながら、背中と腰を上へ引き上げ、背骨全体を丸める。
できるところまで背骨を丸めたら、自然な呼吸で 10 秒間キープする。

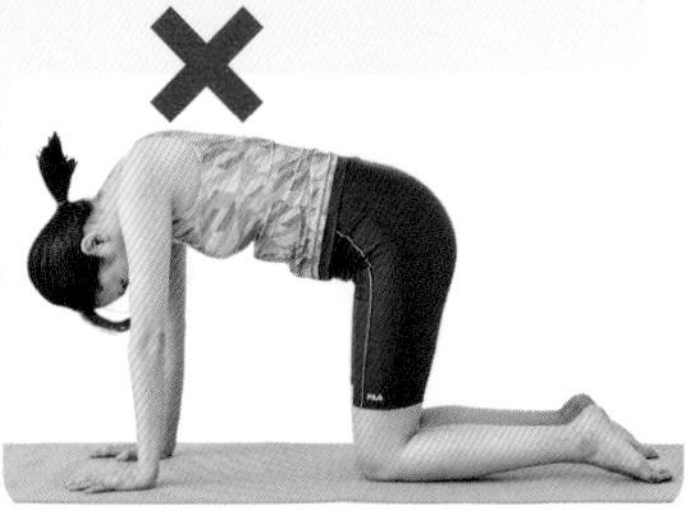

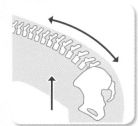

首だけ曲げず、
背中と腰全体を丸める

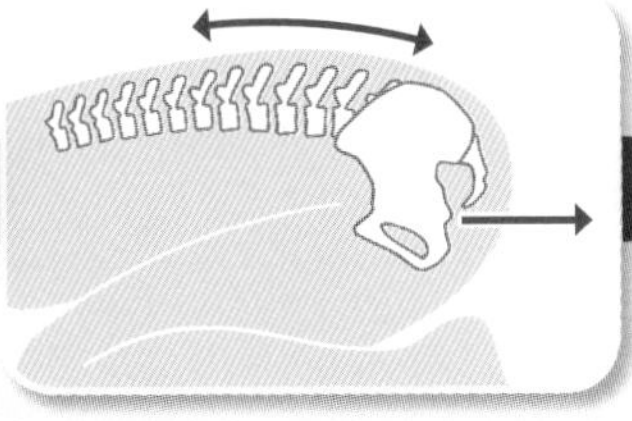

正座する

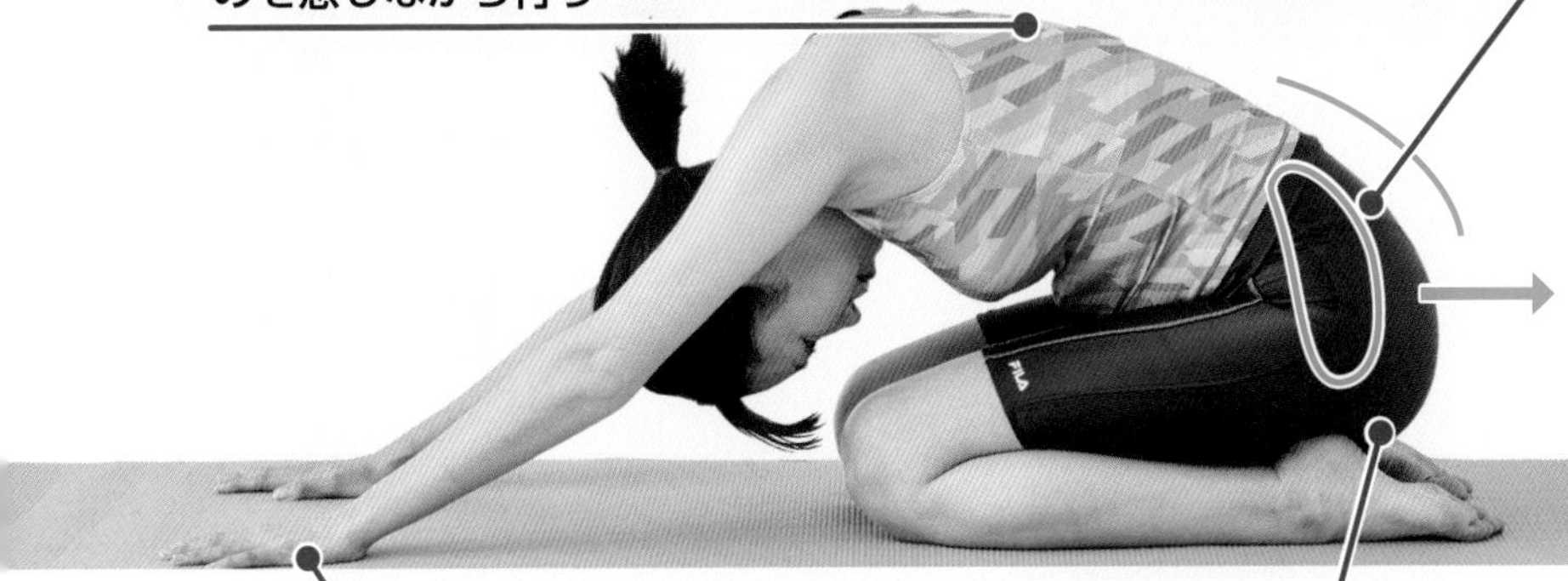
背中と腰が気持ちよく伸びているのを感じながら行う
骨盤がさらに後傾するのを意識する
手の位置は動かさない
お尻が浮かないようにする

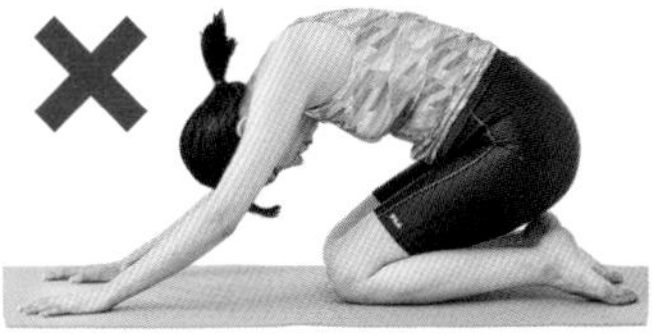
✕

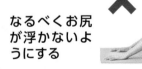

なるべくお尻が浮かないようにする

❶〜❸を3回くり返して1セットで**1分**

1日2〜3セットを目安に行う。

❸ 10秒間キープしたら、手の位置は動かさずに、お尻を後ろに引く。
口から息を吐きながらゆっくりとお尻を下ろし、前傾姿勢のまま正座する。

息を吐き切ったら、背中と腰が伸び、骨盤が後傾しているのを感じながら、10秒間キープする。

腰押し当て

1セット1分

体操の効果 腰椎の反りグセを正すことで、脊柱管を広げて神経の圧迫をゆるめ、症状を和らげる。骨盤を後傾させるコツがつかめる。

全体の流れ

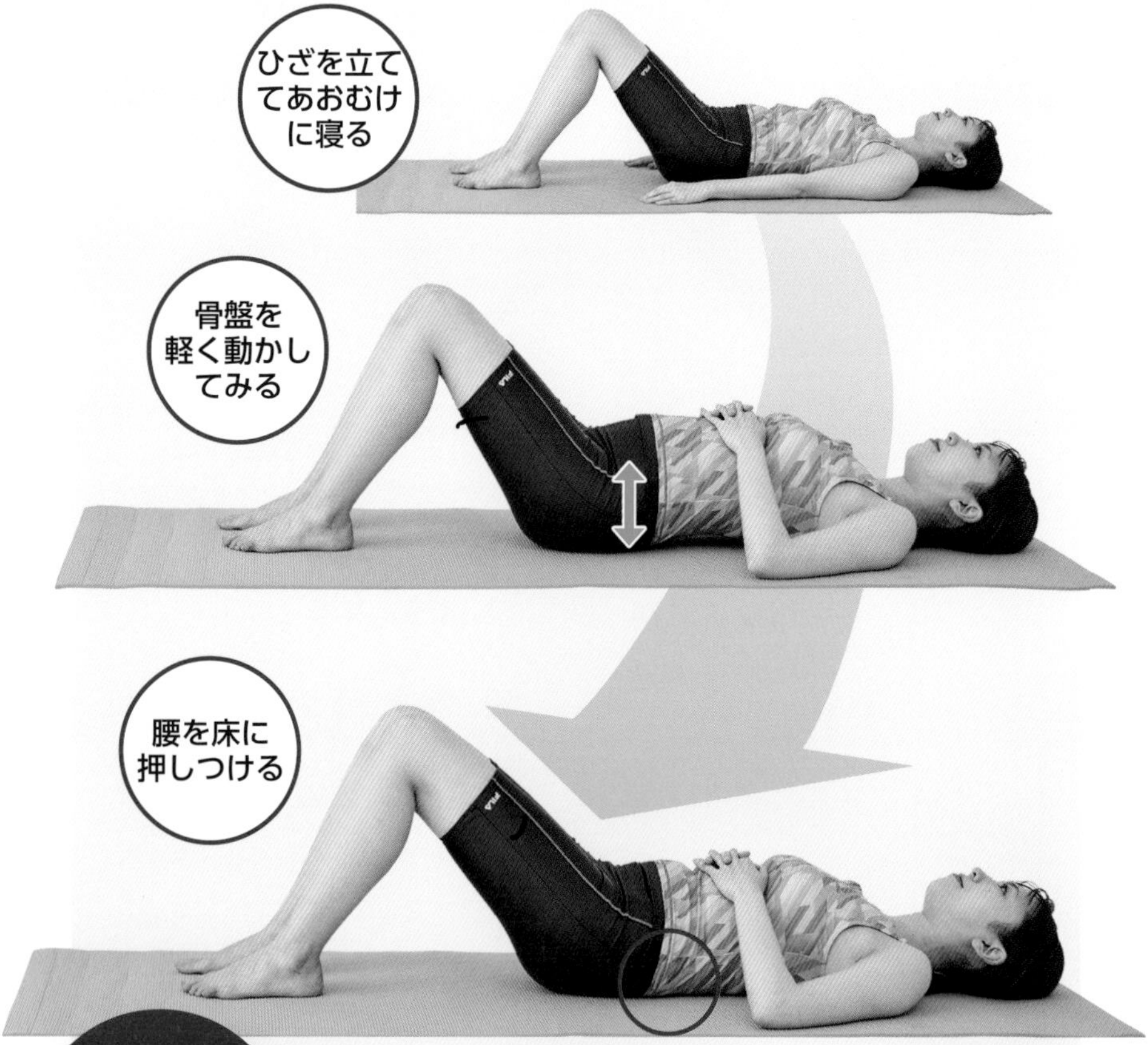
ひざを立ててあおむけに寝る
骨盤を軽く動かしてみる
腰を床に押しつける

5回くり返して1セットで1分

1日3セットを目安に行う。

骨盤を軽く動かしてみる

足を肩幅に開き、両ひざを直角に立てる

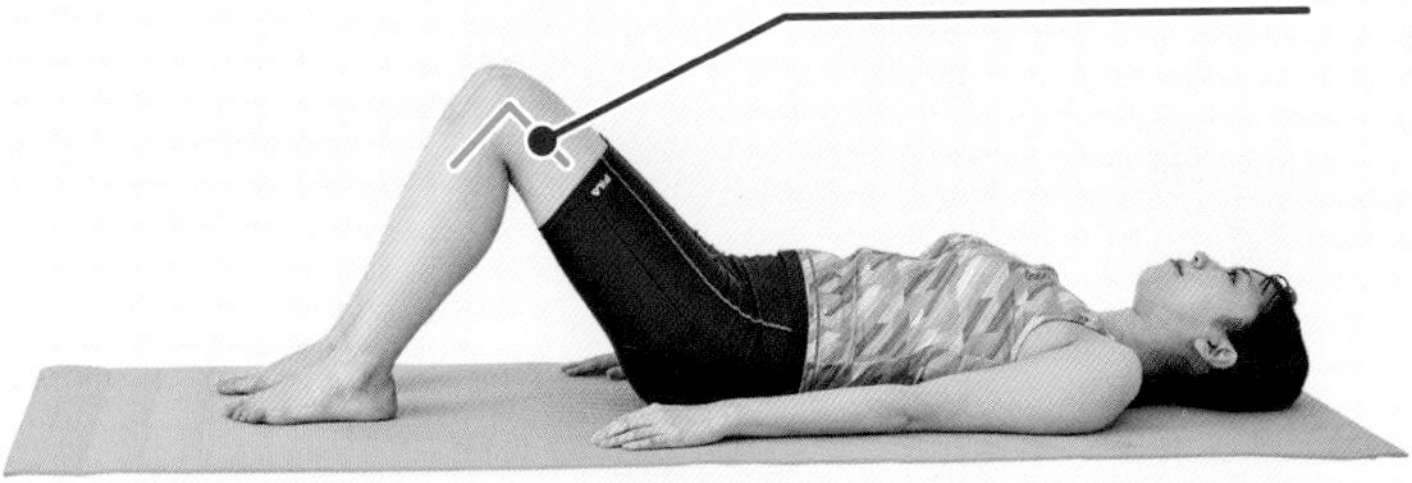

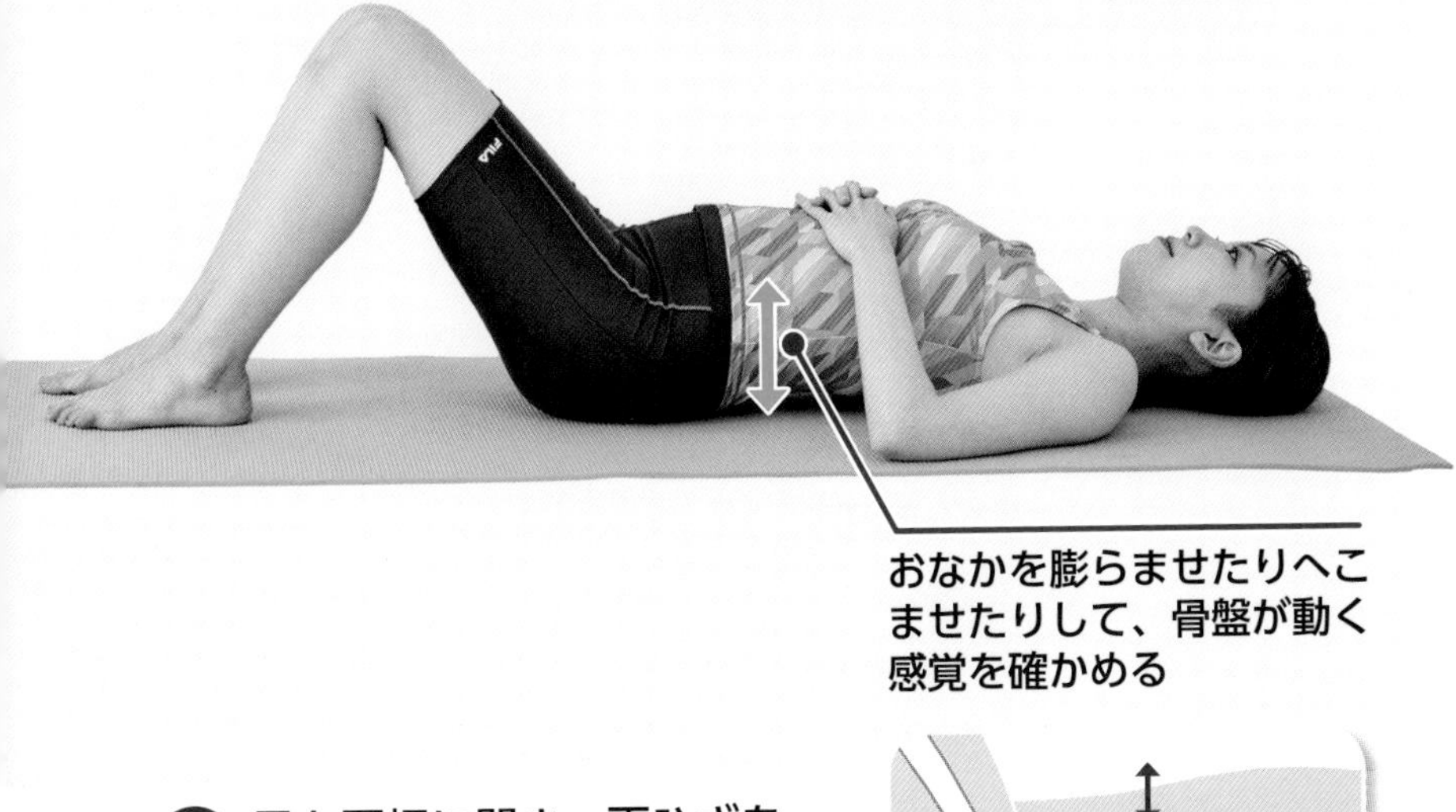

おなかを膨らませたりへこませたりして、骨盤が動く感覚を確かめる

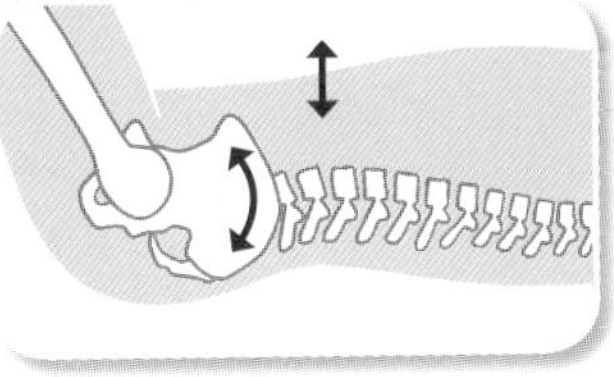

❶ 足を肩幅に開き、両ひざを立ててあおむけに寝る（頭の下にタオルをたたんだものや枕を置いてもいい）。

❷ 両手をみぞおちに置いて、おなかを軽く膨らませたりへこませたりして、骨盤が動く感覚を確かめる。

腰押し当て

1セット1分

腰を床に押しつける

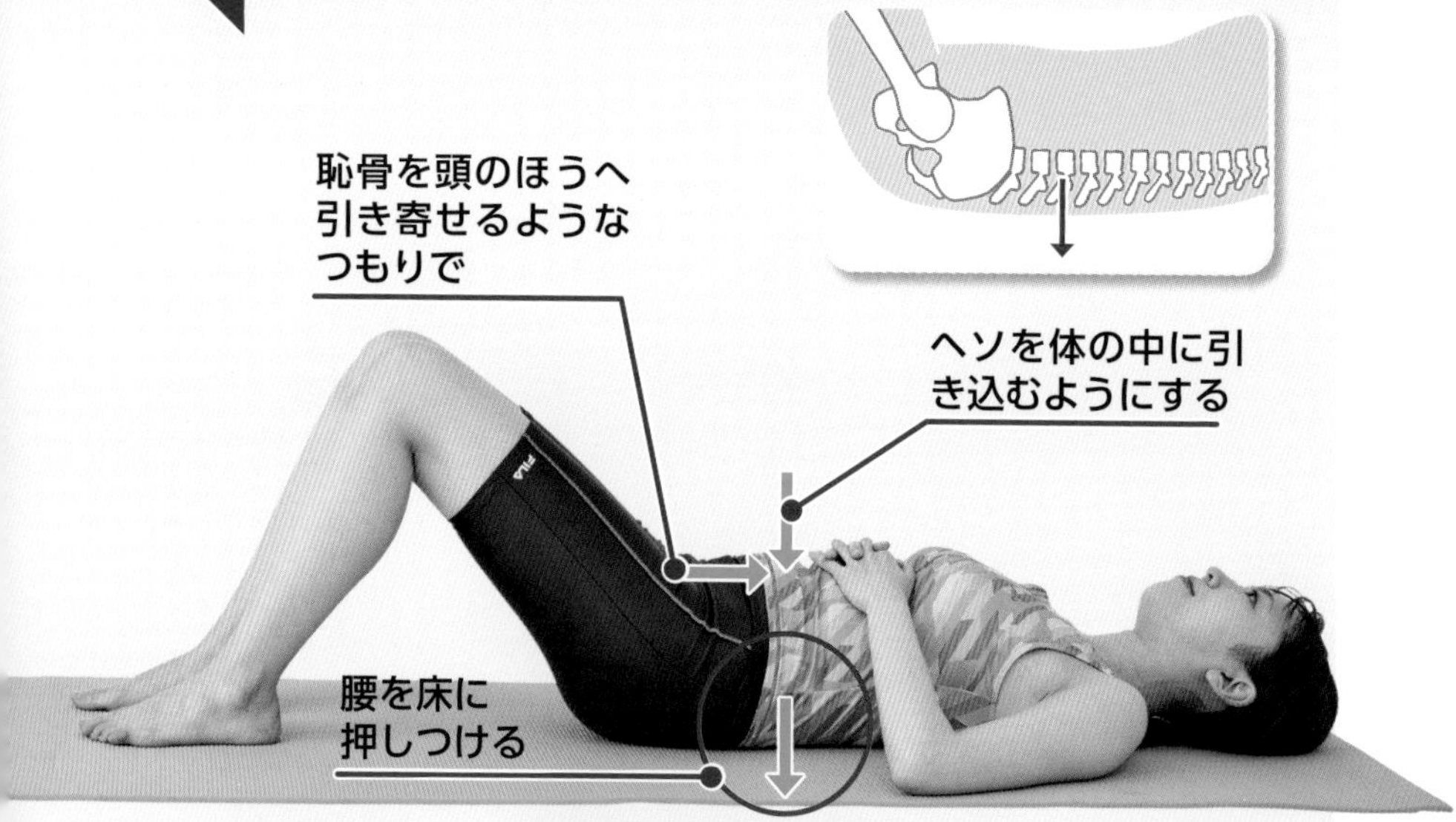

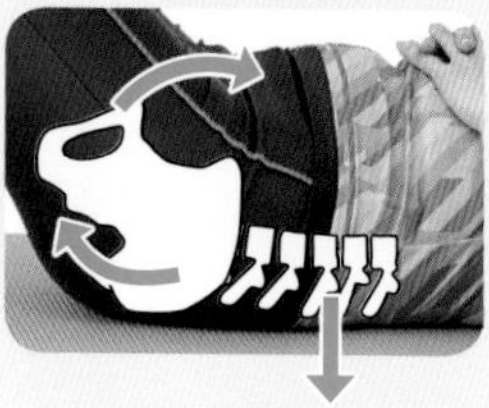

❷と❸を
5回くり返して
1セットで
1分

1日2～3
セットを目
安に行う。

❸ 口から息を吐きながら、腰を床に押しつける。このとき、ヘソを体の中へ引き込むようにおなかをへこませ、恥骨を頭のほうへ引き寄せるつもりで骨盤を少し回転させるとうまくいく。

腰を床に押しつけた状態で、自然な呼吸で10秒間キープする。

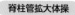

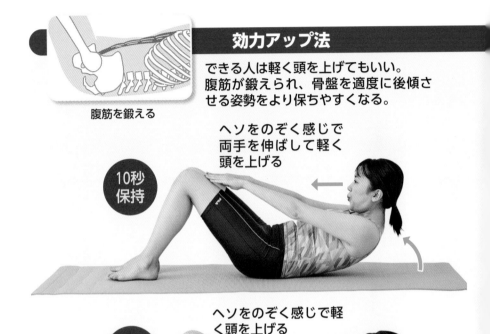

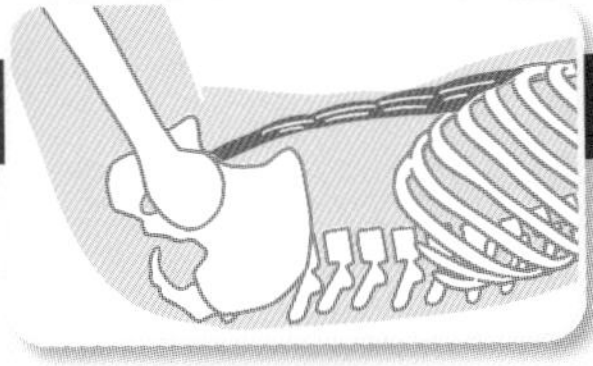

効力アップ法

できる人は軽く頭を上げてもいい。
腹筋が鍛えられ、骨盤を適度に後傾させる姿勢をより保ちやすくなる。

腹筋を鍛える

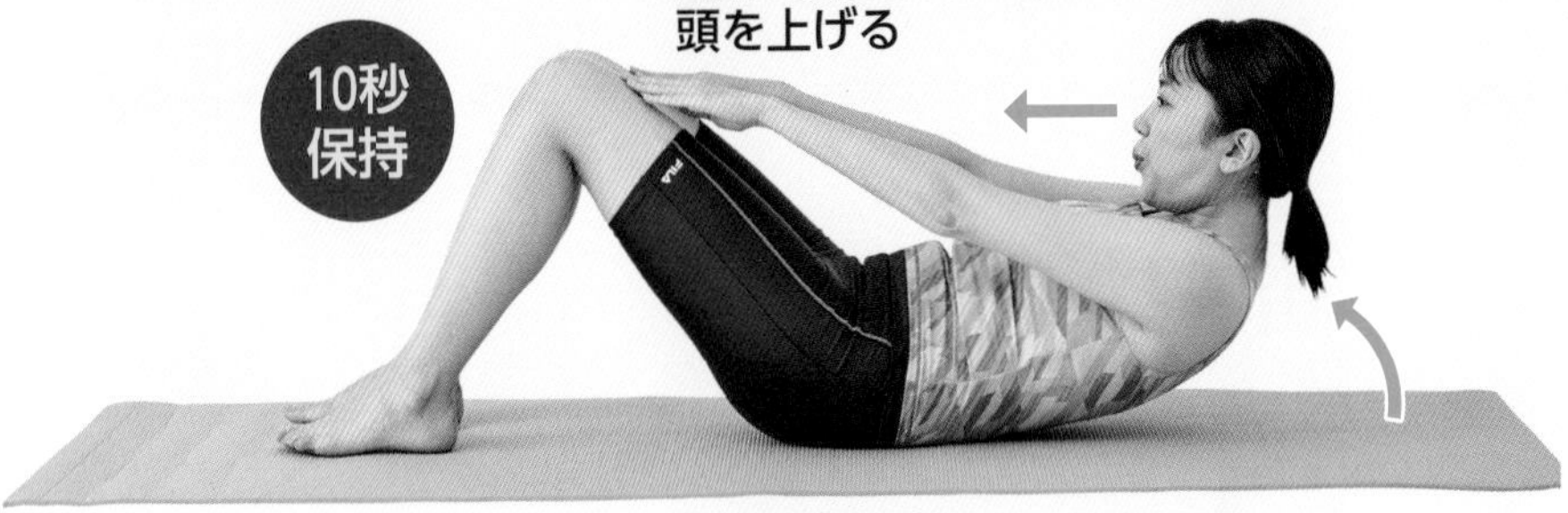
ヘソをのぞく感じで
両手を伸ばして軽く
頭を上げる
10秒
保持

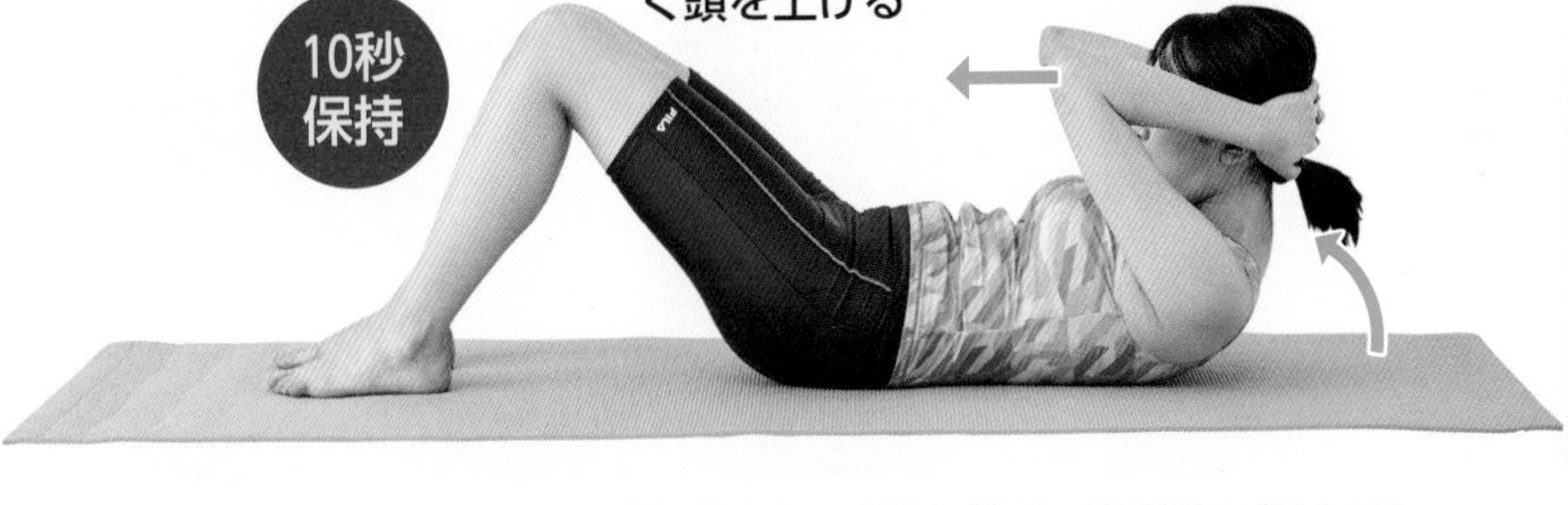
ヘソをのぞく感じで軽
く頭を上げる
10秒
保持

できる人は、両手を伸ばすか、頭の後ろで両手を組んで、軽く頭を上げる。
腹筋を強化し、骨盤を適度に後傾させた姿勢を保つのに役立つ。
頭を上げた姿勢を 10 秒間保持する。これを5回くり返すといい。

＊首（頸椎）に痛みのある人は行わないこと。

脊柱管拡大体操を毎日続ければ大半の患者さんに症状の改善が確認でき、歩ける距離が延びたと好評

間欠性跛行《はこう》（こま切れにしか歩けなくなる症状）は、脊柱管狭窄症《せきちゅうかんきょうさくしょう》の典型的な症状ですが、少し歩いただけで太ももやふくらはぎが痛んだりしびれたりするため、歩くのがいやになったり、外出が怖くなったりする人も少なくありません。間欠性跛行に悩んでいる人は、外出前に脊柱管拡大体操を試してみてください。

個人差はありますが、脊柱管拡大体操をすると、骨盤が適度に後傾して脊柱管が広がり、神経への締めつけがゆるむため、**大半の人にその場で痛みが軽くなる効果が期待できます**。数日間体操を続け、骨盤を後傾させるコツがつかめてくると、痛みなどの症状が出る頻度が目に見えて減ってきます。2〜3週間体操を続けた結果、それまでは**一度に20㍍ほどしか歩けなかったのに、何百㍍も歩いて買い物に出かけられるようになった**患者さんもいます。手術を検討するほどだった人が、**ほとんど痛みが気にならないほどまでに改善し、手術を回避できる**ケースも数多くあります。

症例報告

足が痛んで立ち歩きできず、家事も外出も困難だったが、脊柱管拡大体操で改善し、手術の必要がなくなった

腰部脊柱管狭窄症《せきちゅうかんきょうさく》に伴う腰痛や下肢《かし》痛、しびれ、間欠性跛行《はこう》などのつらい症状が、脊柱管拡大体操で改善した患者さんたちの例を紹介しましょう。

大畑充子《おおはたみつこ》さん（仮名・79歳）は、3ヵ月前から右足に痛みを感じ、力が入りにくくなりました。少し立っているとふくらはぎの痛みと脱力でフラつくため、長い間立っていることができず、台所仕事をするのが難しくなってしまいました。

大畑さんの脊柱管のMRI画像

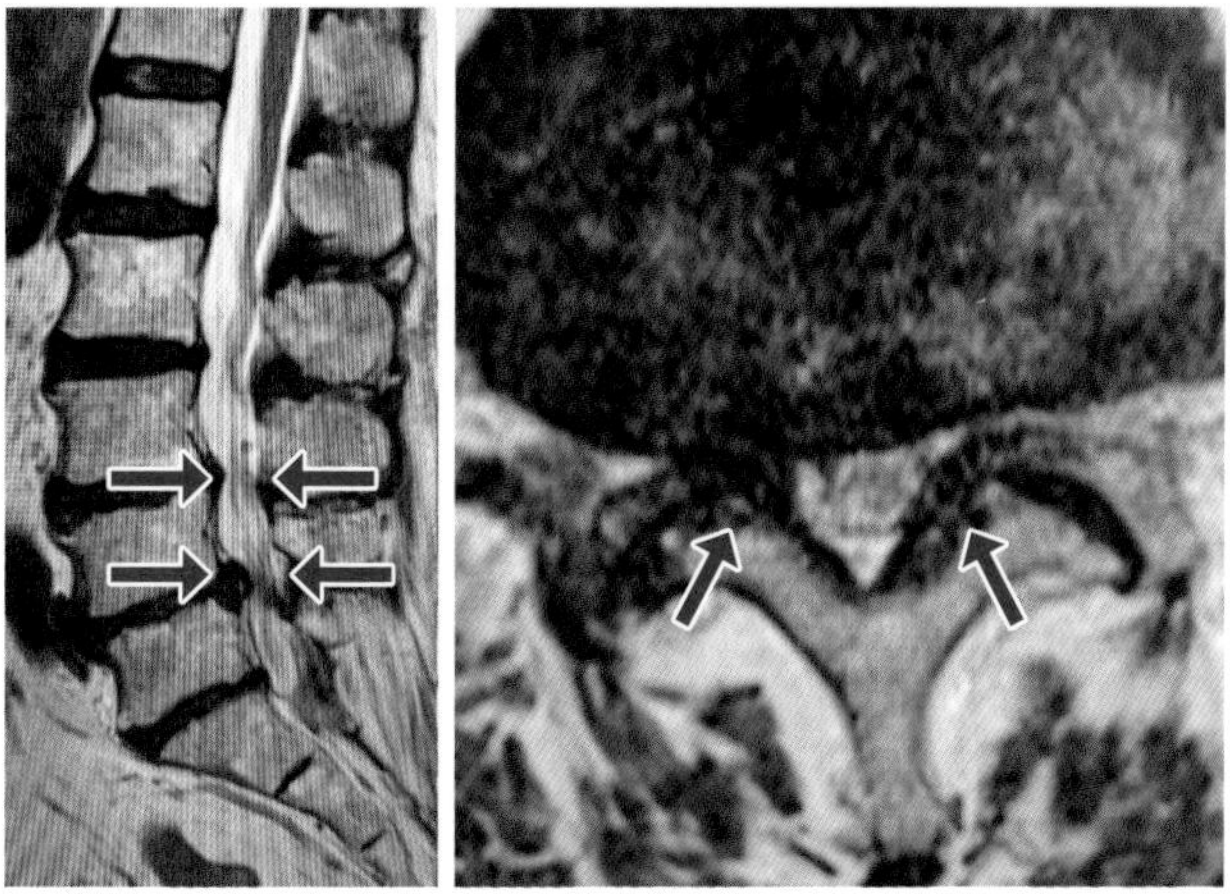

第４・第５腰椎間のほか、第３・第４腰椎間でも脊柱管に狭窄が見られ、黄色靱帯が肥厚して神経根を圧迫していた

また、少し歩いただけでふくらはぎが痛み、力が抜けたようになってそれ以上歩けなくなるので、ゴミを出しに行ったり、買い物に出かけたりといった日常生活が難しくなってきました。

発症から1ヵ月後の初診のさいに画像検査をしたところ、**第4・第5腰椎《ようつい》間のほか、第3・第4腰椎の間でも脊柱管がかなり狭まっており、**神経を締めつけていました。「しばらく経過を見るが、病状は決してよくないので手術で痛みを除く方法もある」と話したところ、大畑さんは「手術はさけたいので、運動します！」と、運動療法を選択したのです。

そこで**「脊柱管拡大体操」（四つばい正座・腰押し当て）**のやり方を指導したところ、**一回やっただけで「足の痛みがちょっとらくになった」と驚き**、手応えを感じたようでした。その後、家でも毎日、朝晩に体操を続けたそうです。

症状は日を追って軽くなり、**初診から2ヵ月後には足の痛みや脱力感がすっかり取れ、手術を回避**できました。以前のように買い物にも行けるし、家事もこなせるようになったと、笑顔で話してくれました。

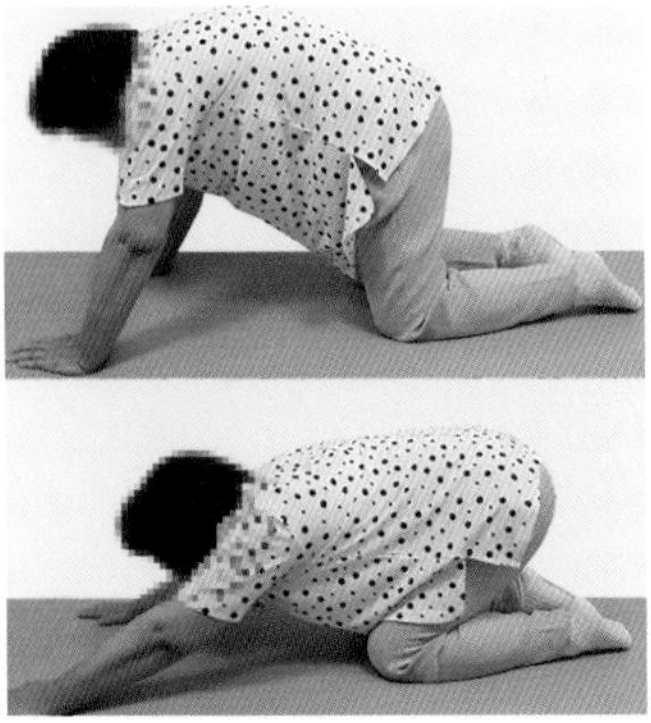

脊柱管拡大体操を毎日続けたら、足の痛みや脱力感、間欠性跛行が改善した

症例報告

長い距離が歩けず好きなゴルフを見合わせていたが、脊柱管拡大体操で回復し、仲間とラウンドができた

岩下孝博《いわしたたかひろ》さん（仮名・65歳）はゴルフが趣味でしたが、4ヵ月前から右のお尻《しり》と、右の太ももの外側から足の甲にかけての痛みを感じるようになってきました。

最初は少し無理をして歩いていたのですが、しだいに右足に力が入りにくくなり、右足の親指がうまく動かないため、休み休みにしか歩けなくなってしまいました。ゴルフ仲間に迷惑がかかるからと、誘われても断ることが増え、つまらない思いを

岩下さんの脊柱管のMRI画像

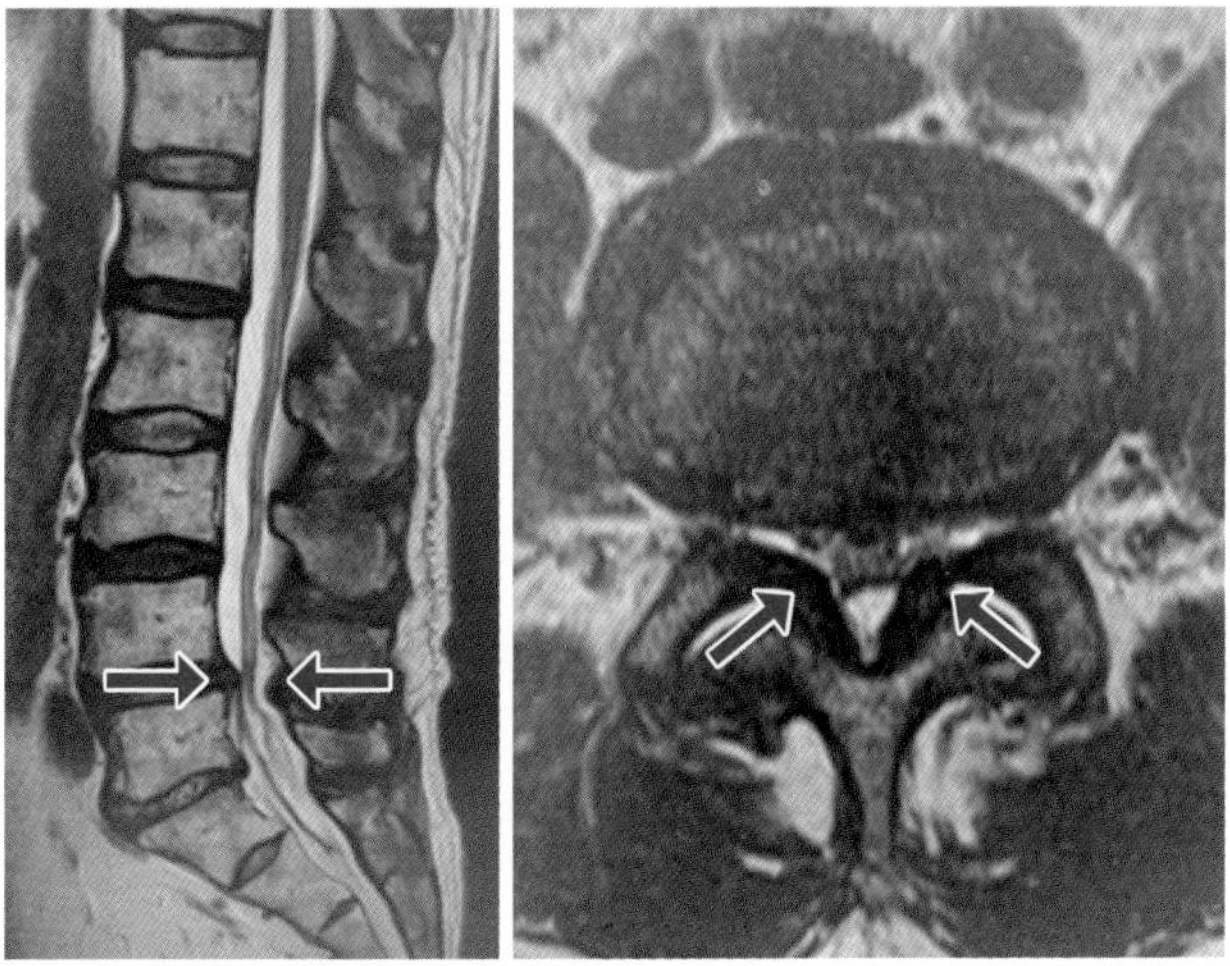

第４・第５腰椎間の脊柱管に狭窄が見られ、黄色靱帯が肥厚して神経根を圧迫していた

していたそうです。仲間に「医者に行ったほうがいい」とすすめられたこともあり、私のところを訪れました。

岩下さんは**第4・第5腰椎《ようつい》間で脊柱管《せきちゅうかん》が狭まり、神経を締めつけていました。**まずは運動療法で経過を見るようにすすめたところ、「ゴルフで歩いていたのに」と納得がいかないようすです。そこで、歩くのはいいことだが、脊柱管狭窄《きょうさく》症の改善には、腰椎を反らしすぎない姿勢が大切で、そのためには**「脊柱管拡大体操」**で腰椎を丸めるコツをつかむことが重要だと説明しました。

岩下さんは比較的筋力があることから、脊柱管拡大体操に加えて、体幹強化体操のハンドニー（66ページ参照）も指導しました。実際に試してみると、体の使い方や姿勢の保ち方の大切さに気づき、納得してもらえたようです。

家で毎日体操を続けたところ、**2週間後、1ヵ月後と、診察のたびに目に見えて症状が改善していき、2ヵ月後には足の痛みも取れて、40分以上歩けるように**なりました。およそ**半年ぶりにゴルフのラウンド**ができ、仲間とともに祝杯をあげたそうです。

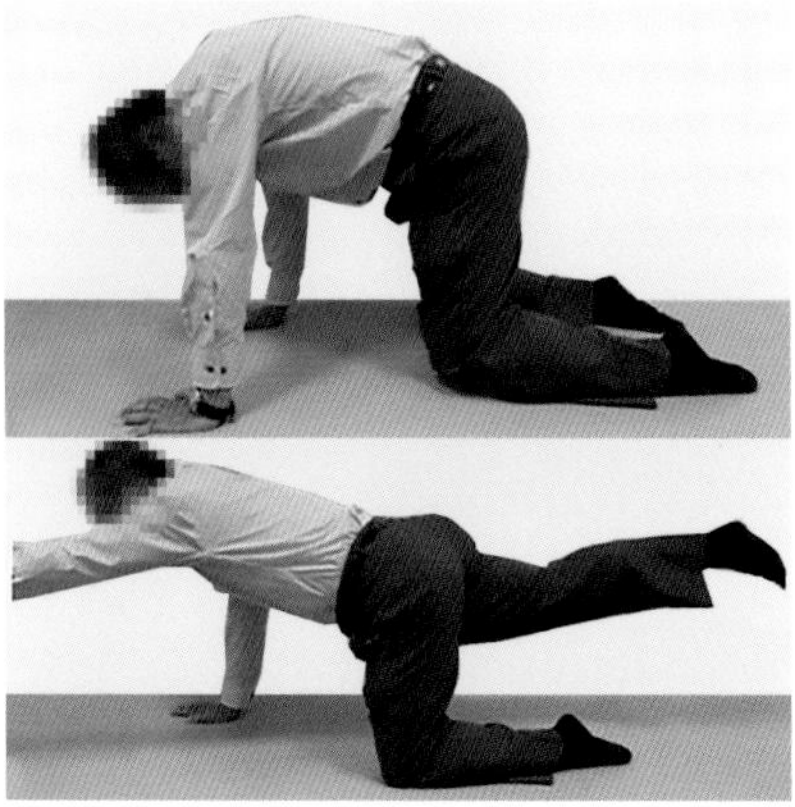

脊柱管拡大体操に加えてハンドニーも行って趣味のゴルフを再開

外出前

第4章

すべり症や側弯症など腰椎がグラつき不安定な人は1回10秒の体幹強化体操を行えば痛まず歩ける

早稲田大学スポーツ科学学術院教授
整形外科専門医
金岡恒治

腰椎を安定させて負担を減らすには、背骨を支える「腹横筋」と「多裂筋」を強める「体幹強化体操」が重要

運動療法の次なるポイントは、「**体幹筋**《たいかん》」（胴体を支える筋肉）の強化にあります。背骨の中でも腰椎《ようつい》は、肋骨《ろっこつ》や骨盤のような骨格とつながっていないため、支えがなく、背骨の中でも不安で、負担が最も大きい部位といえます。その腰椎が自立できるように支えてくれているのが、わき腹の「**腹横筋**《ふくおうきん》」や背骨の「**多裂筋**《たれつきん》」を代表とする体幹筋です（左ジの図参照）。体幹筋は互いに連動しながら、天然のコルセットのように腰椎を支えてくれているのです。

筋肉が加齢や運動不足、長年の悪い姿勢などで衰えていると、いい姿勢を保持できずに腰椎がグラついて負担が増し、不安定になります。これを放置すると骨が変形して脊柱管《せきちゅうかん》が狭窄《きょうさく》し、神経が締めつけられ、足腰の痛みやしびれが強まってしまうのです。さらに、腰椎を構成する椎骨が前後にずれる「**腰椎変性すべり症**」や、背骨が左右に曲がったりねじれたりする「**腰椎変性側弯症**《そくわん》」にもつながり、これらはどちらも脊柱管狭窄症の悪化要因です（18、19ジ参照）。

これを反対に考えると、体幹筋を強化すれば、すべり症や側弯症など腰椎の不安定性から引き起こされる狭窄症症状の発生や悪化を防げることになります。

体幹強化のカギとなる筋肉は、主に腹横筋と多裂筋です。どちらも体の深部にある「深部体幹筋」で、腹横筋は骨盤に、多裂筋は背骨に直接くっついており、腰椎を安定させる重要な働きをしています。これらを少し鍛えれば、筋肉が目覚めるように働きだし、腰椎を支える力が強まります。

体幹筋（断面図）

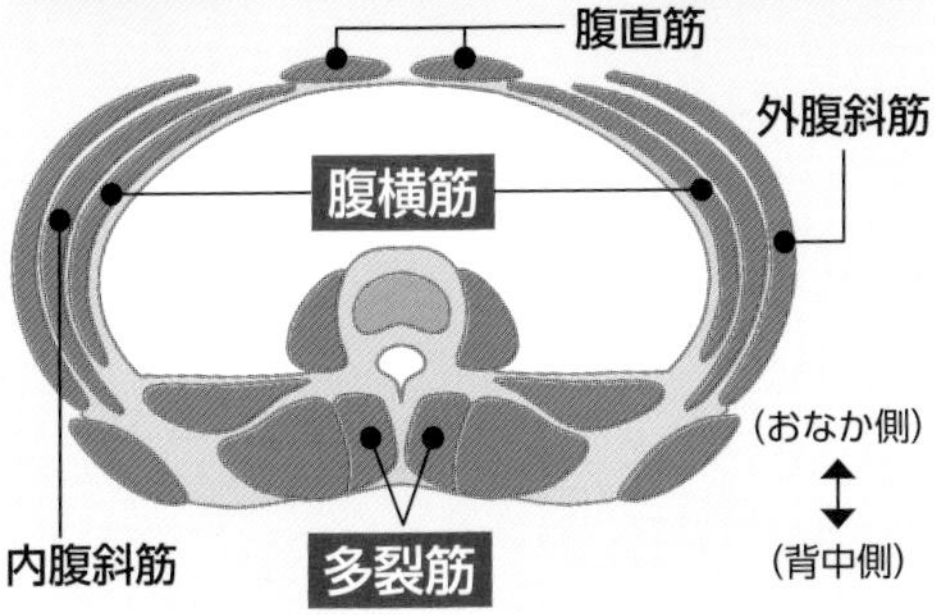
腹直筋
外腹斜筋
腹横筋
内腹斜筋
多裂筋
（おなか側）
（背中側）

ここで紹介する体幹強化体操「**❶おなかへこませ深呼吸**」「**❷ハンドニー**」を行う習慣をつければ、筋力のない人でも無理なく腹横筋や多裂筋を鍛えることができます。「**❸バックブリッジ**」でお尻《しり》や背中の筋肉も鍛えれば万全でしょう。

体幹強化体操を外出前に行えば、自分の持つ体幹筋の能力を十分に使えるようになり、**腰椎の安定性が増して、腰への負担が軽くなります。脊柱管が広がり、痛みが生じる頻度が減って、外での歩行距離が延びたり、荷物を運ぶ作業がらくになったりといった効果が期待できます。**ぜひ毎日の習慣としてください。

おなかへこませ深呼吸

1セット1分

体操の効果
腹式呼吸でおなかを膨らませたりへこませたりすることで腹横筋を鍛え、腰椎を安定させることで歩行時に脊柱管が断続的に狭窄するのを抑え、間欠性跛行の発生を防ぐ。

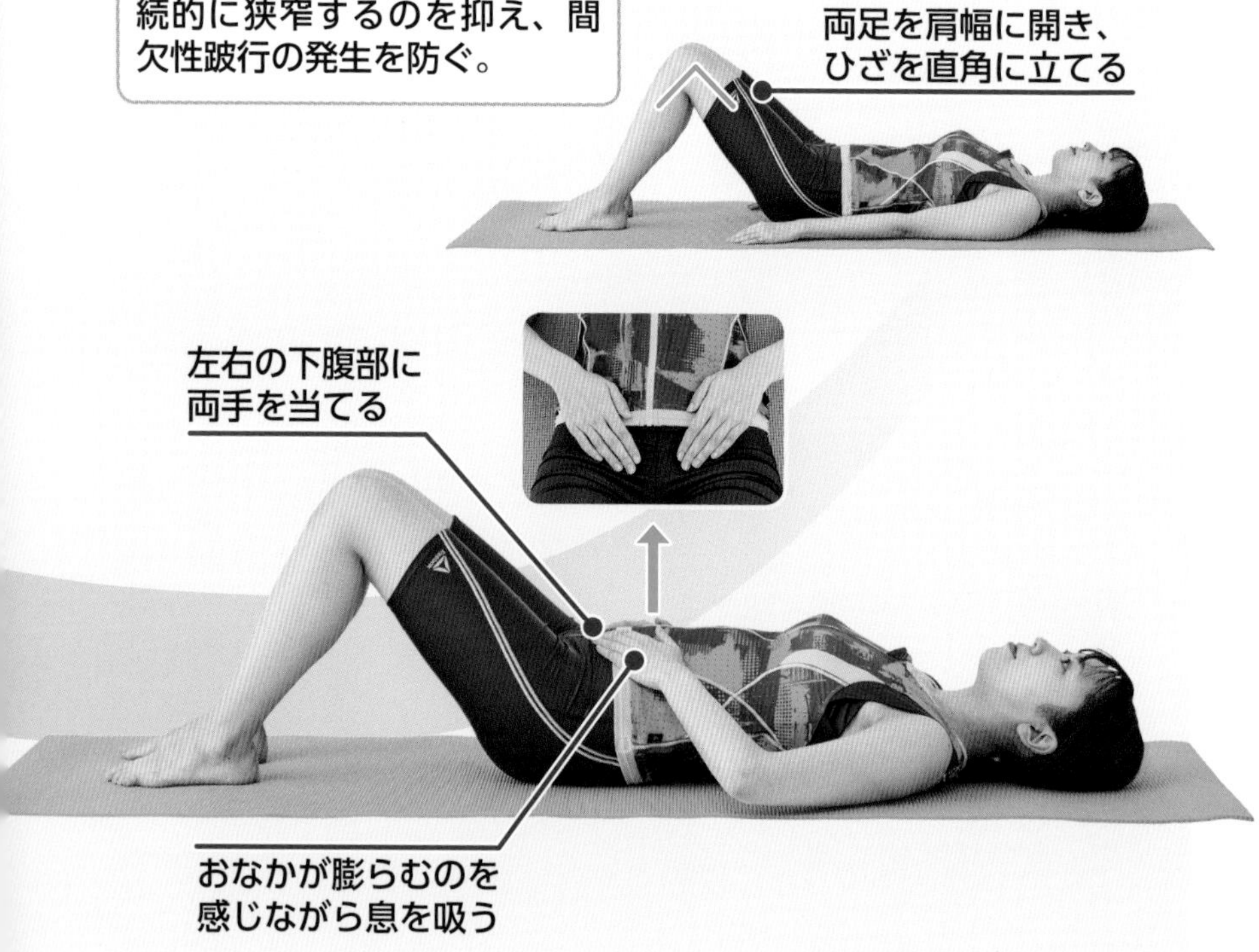
両足を肩幅に開き、ひざを直角に立てる
左右の下腹部に両手を当てる
おなかが膨らむのを感じながら息を吸う

❶ 両足を肩幅に開き、ひざを直角に立ててあおむけに寝る（頭の下に、タオルをたたんだものや枕を置いてもいい）。左右の下腹部に両手を当てる（上の写真参照）。

❷ 両手でおなかが膨らむのを確認しながら、５秒かけて鼻から息を吸う。

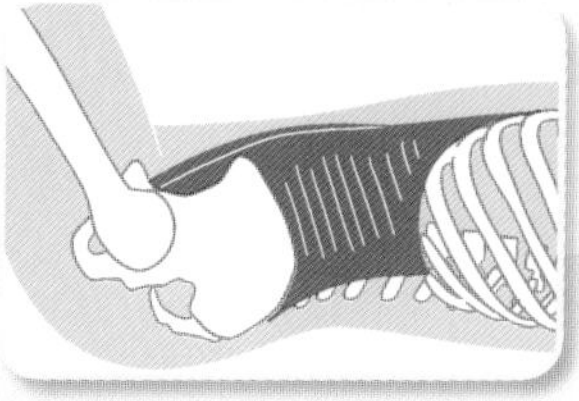
腹横筋

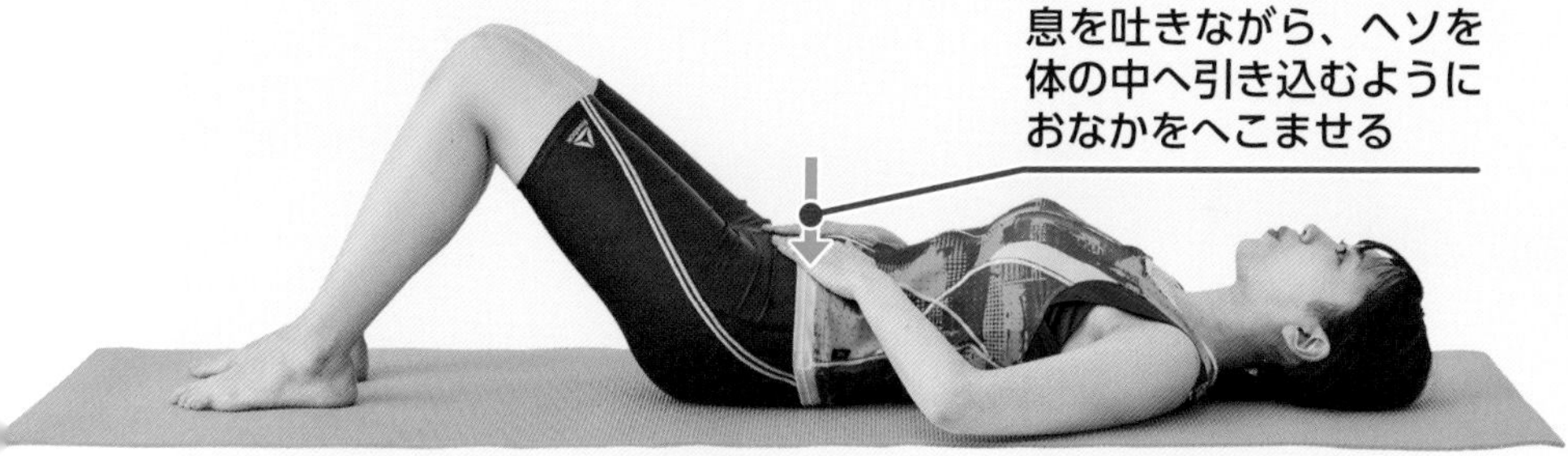
息を吐きながら、ヘソを体の中へ引き込むようにおなかをへこませる

手を当てた下腹部に硬さが感じられないときは、空ゼキをしてみる。
セキをしたときの筋肉の硬さが目標。
肛門をキュッと締めたり
尿を我慢するように
意識すると
骨盤底筋が
収縮して
なおいい。

❷と❸を
3回くり返して
1セットで
1分

1日2〜3セットを目安に行う。

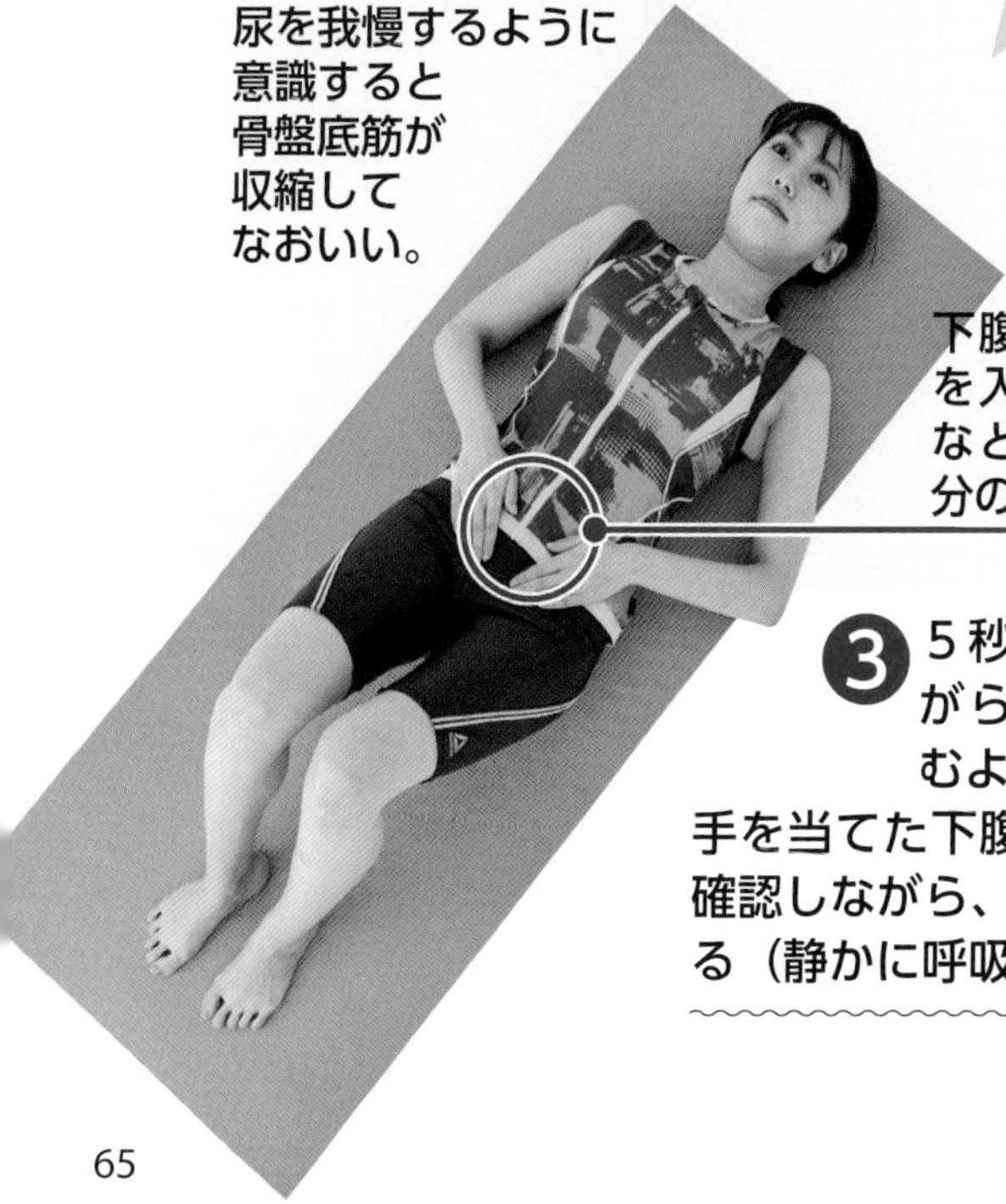
下腹部だけに力を入れ、肩や腕など、ほかの部分の力は抜く

❸ 5秒かけて口から息を吐きながら、ヘソを体の中へ引き込むようにおなかをへこませる。
手を当てた下腹部が硬くなっているのを確認しながら、そのまま10秒間キープする（静かに呼吸していい）。

ハンドニー

1セット1分

体操の効果

腹横筋と、背骨の左右にある多裂筋を鍛えて腰椎を安定させることで、歩行時などに脊柱管が断続的に狭窄するのを抑え、間欠性跛行の発生を防ぐ。

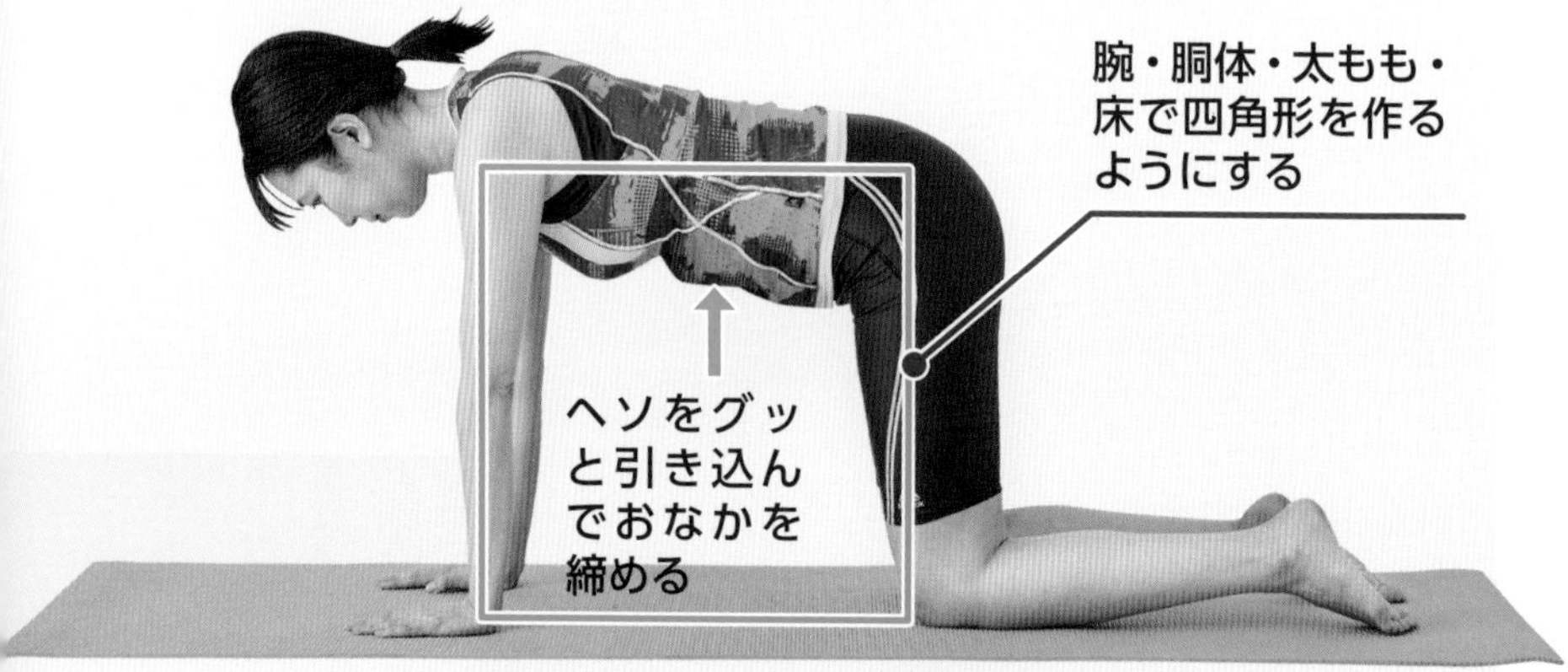
腕・胴体・太もも・床で四角形を作るようにする
ヘソをグッと引き込んでおなかを締める

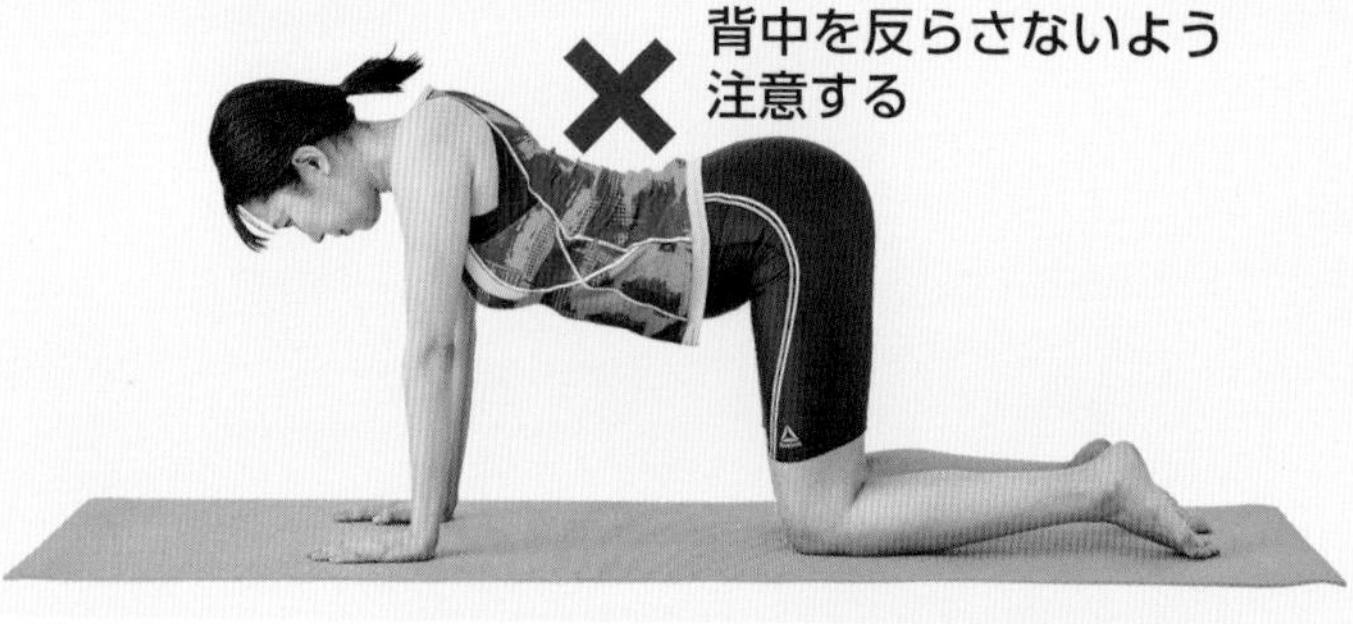
×
背中を反らさないよう注意する

❶ 腕・胴体・太もも・床で四角形を作るようにして四つばいになる。両手、両ひざは肩幅程度に開き、手の指を開いて、体がグラつかないようにする。
視線は床に向け、首が下がらないよう、首からお尻までまっすぐになるように意識する。

背中は反らさないように、ヘソを体の中へ引き込むようなつもりで、おなかを締める。

体操のコツは次ページ参照

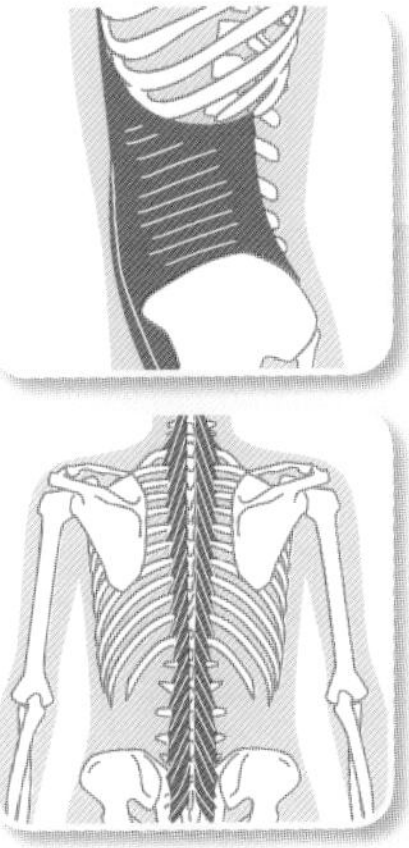
腹横筋
多裂筋

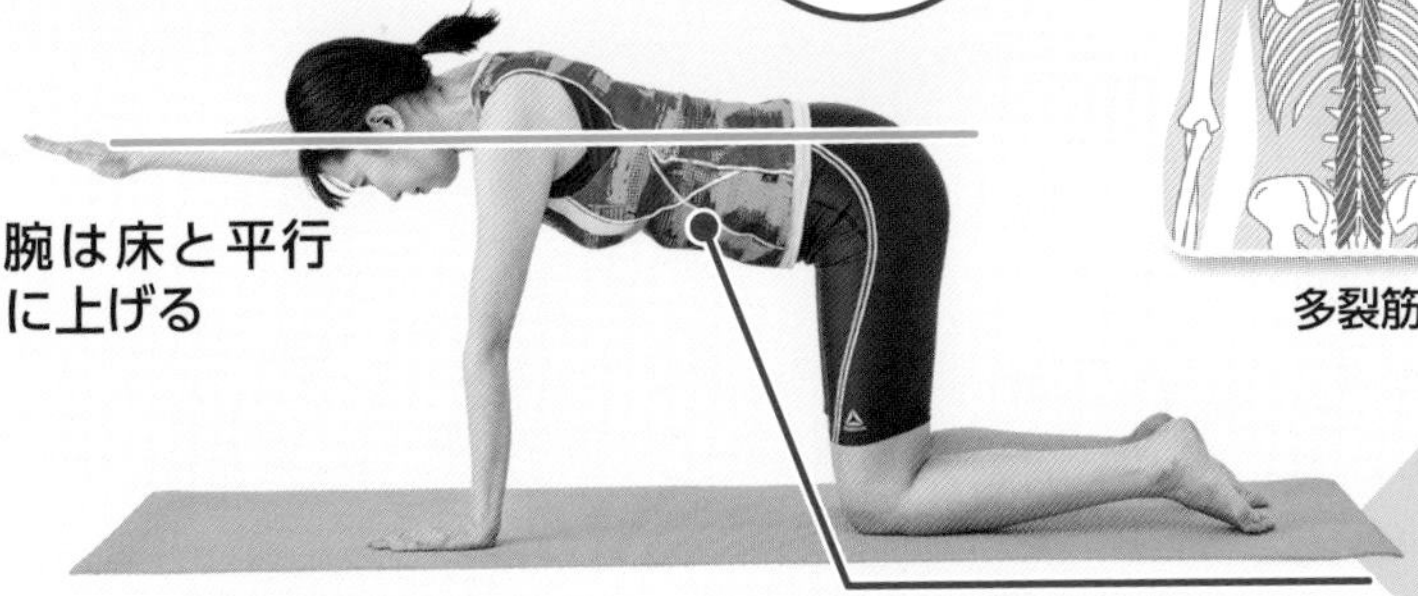
右手を上げると右側の腹横筋が鍛えられる
腕は床と平行に上げる
おなかが下がらないように注意

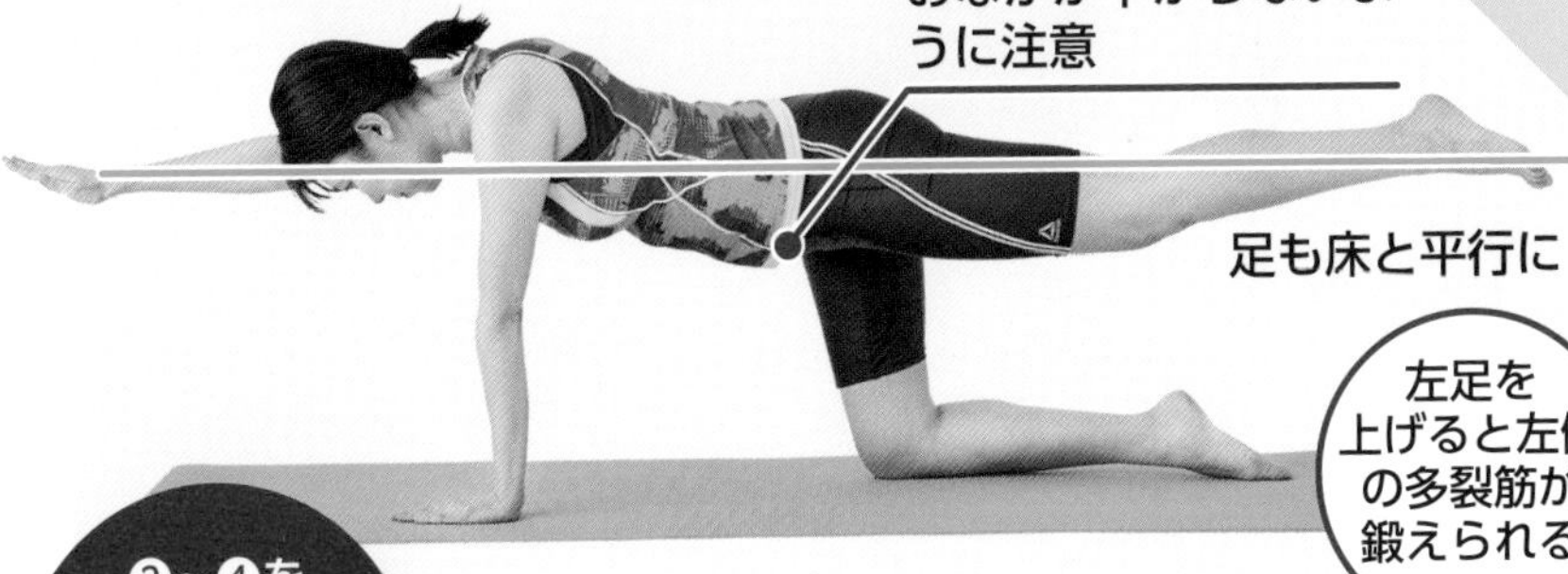
足も床と平行に
左足を上げると左側の多裂筋が鍛えられる

❷〜❹を3回くり返して1セットで**1分**

1日2〜3セットを目安に行う。

❷ 右腕を床と平行になるように上げる。おなかや首が下がらないよう注意。

❸ 左足を床と平行になるように上げる。手の指先から足の爪先までが一直線になるようにして、この姿勢を10秒間キープ。

❹ 手足の左右を入れ替え、同様に行う。

ハンドニー

1セット1分

体操のコツ

最重要ポイント

胴体をまっすぐに固めること。

そのために、

「おなかを締める」

「腕と足を床と平行に上げる」

という2点を守る。

よくない姿勢の例

×

手や足が床と平行になっていない。体のほかの部分に力が分散するため、多裂筋や腹横筋を鍛える効果が弱くなる。

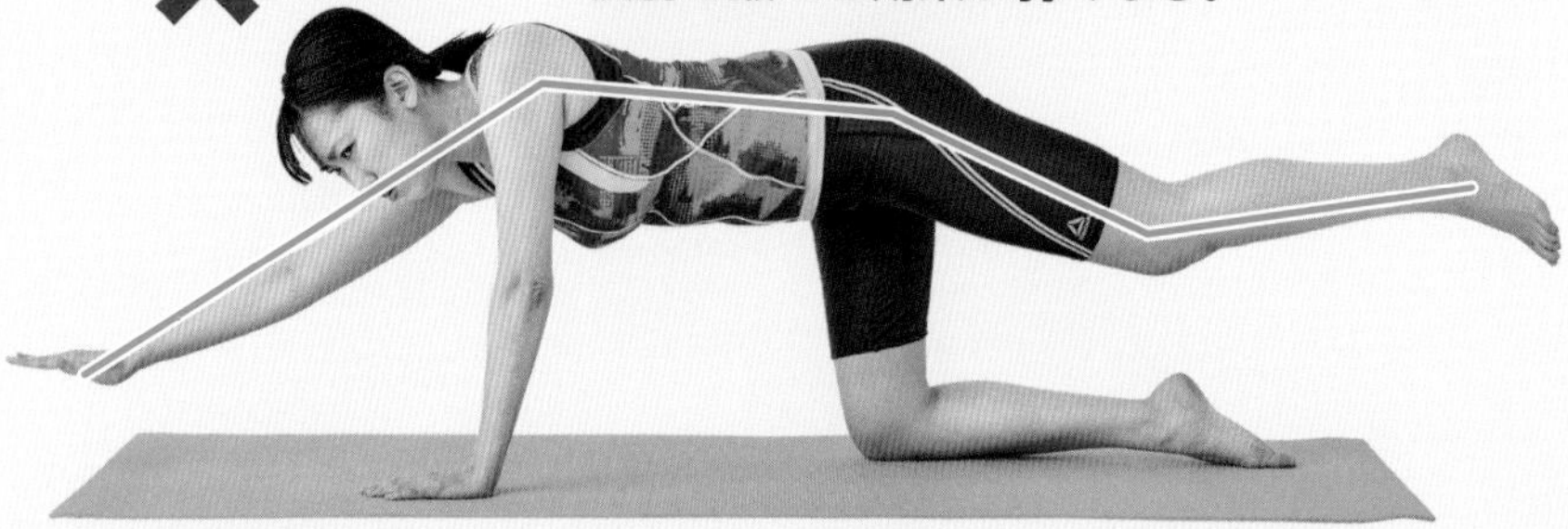

手足を同時にうまく上げられない場合は…

最初は手だけを水平に上げる。

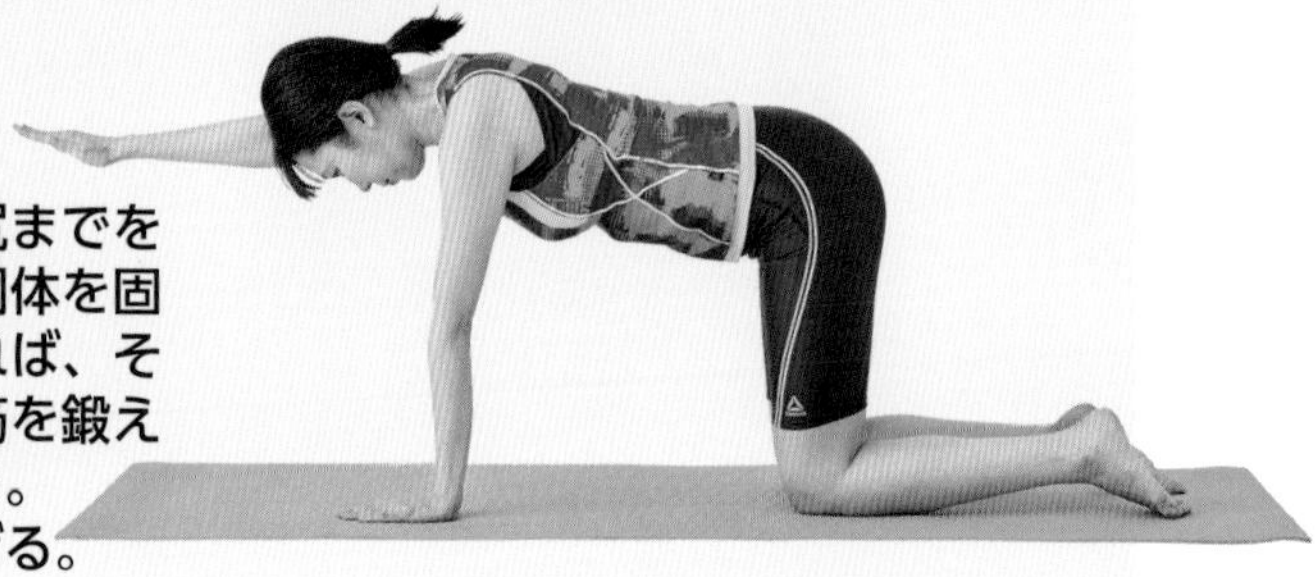

手の指先からお尻までをまっすぐにして胴体を固めるよう意識すれば、それだけでも腹横筋を鍛える効果が得られる。
慣れたら足も上げる。

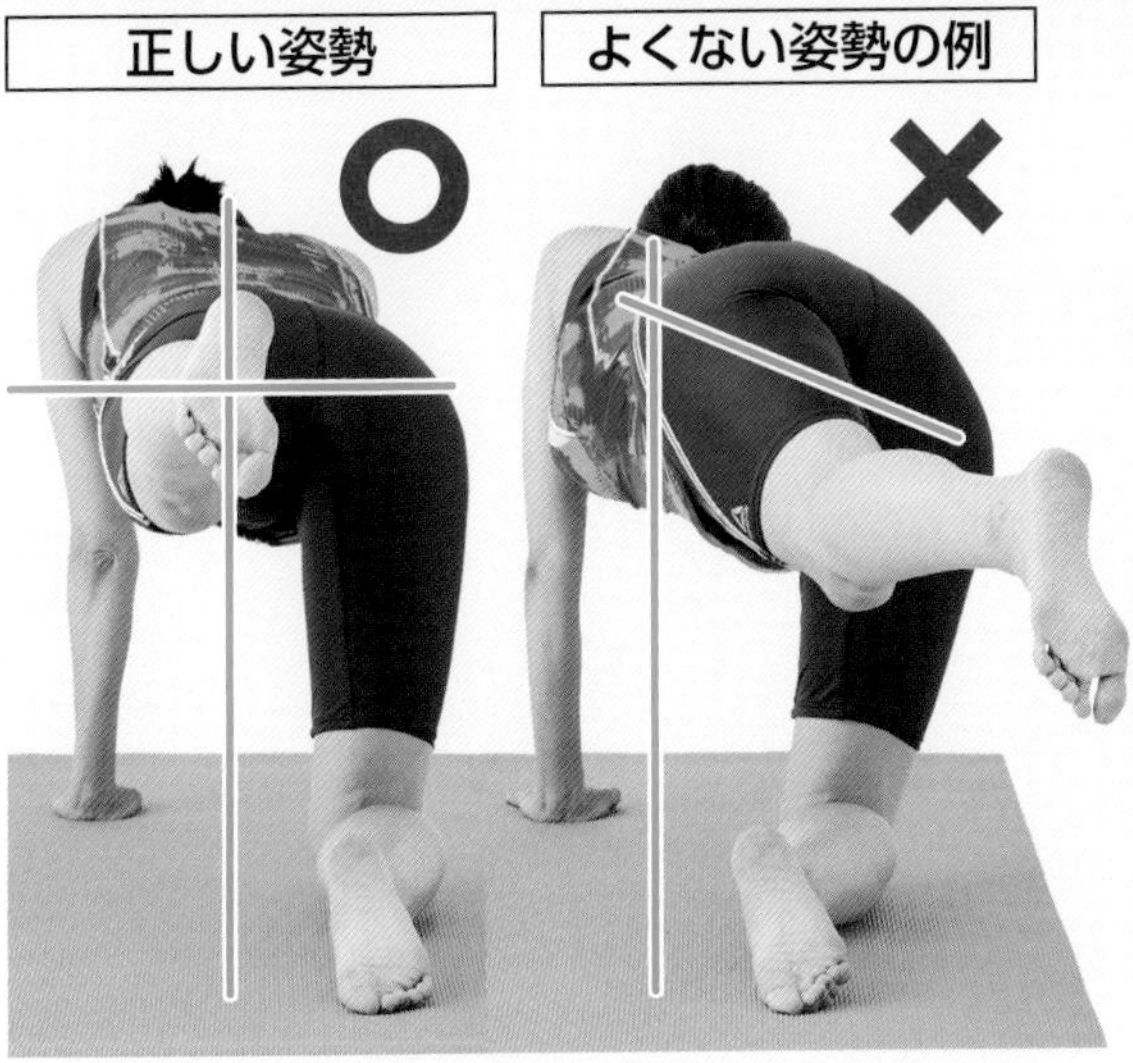
正しい姿勢
よくない姿勢の例

骨盤の傾きや左右のズレにも注意

骨盤を床に対して平行に保ったまま手と足を上げるのが肝心。

骨盤が傾いたり、大きく左右にズレたりすると、体のほかの部分に力が分散するため、腹横筋や多裂筋を鍛える効果が弱くなる。

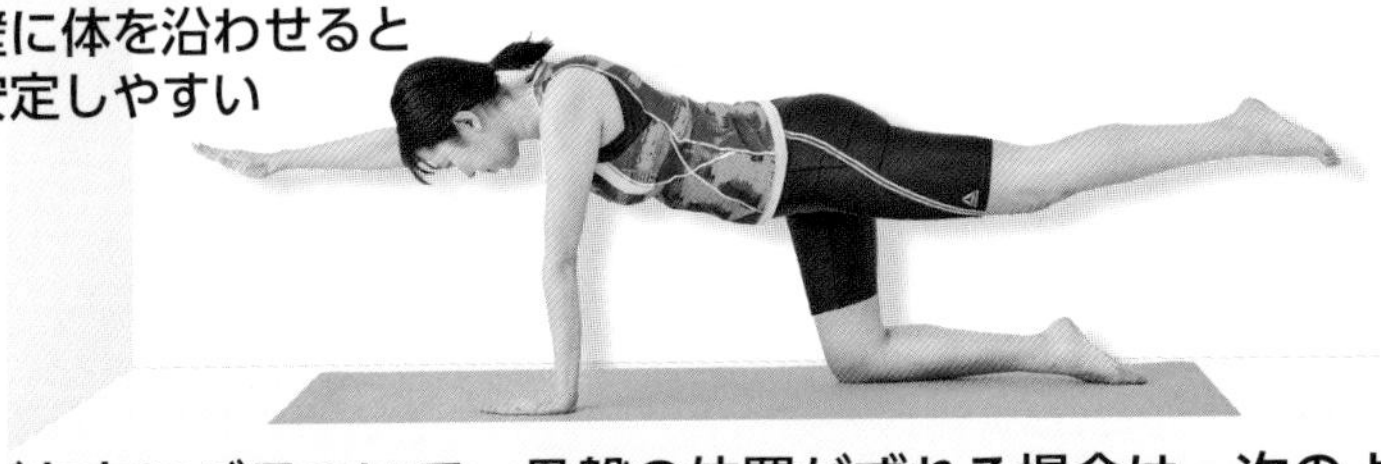
壁に体を沿わせると安定しやすい

体が左右にグラついて、骨盤の位置がずれる場合は、次のような対策をするといい。

- 肩や腰骨が軽く壁に触れる程度に体を壁に沿わせ、壁から離れたり、もたれかかったりしないよう注意しながら行う。
- 正面か背後から家族などほかの人に見てもらい、姿勢を直す。
- 正面に鏡を置いてチェックする。骨盤が肩よりも左右にはみ出して見えないように姿勢を保つ。

バックブリッジ

1セット1分

体操の効果

大殿筋と背筋を鍛えて腰椎を安定させることで、歩行時などに脊柱管が断続的に狭窄するのを抑え、間欠性跛行の発生を防ぐ。

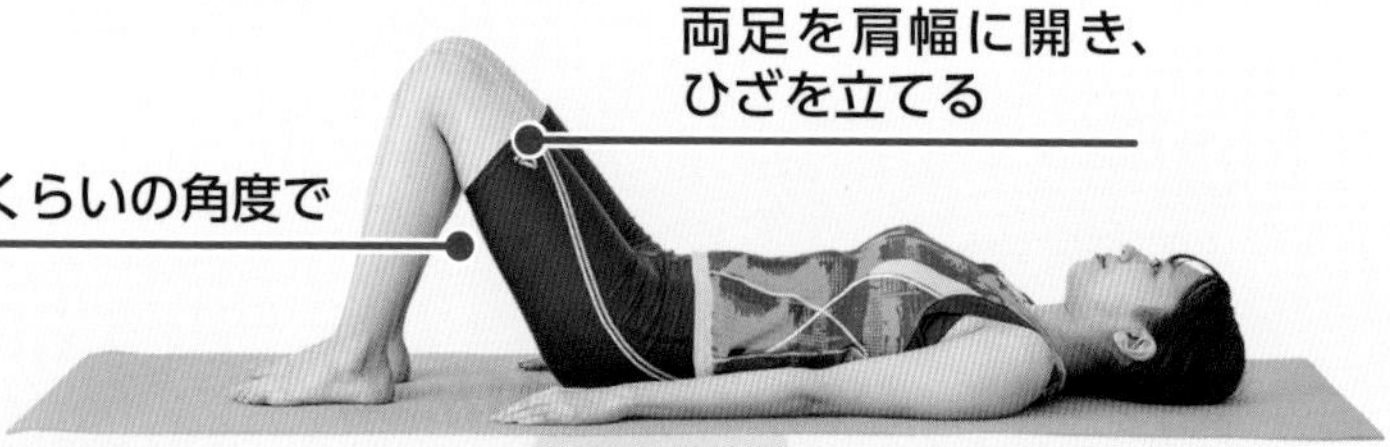
両足を肩幅に開き、ひざを立てる
60度くらいの角度で

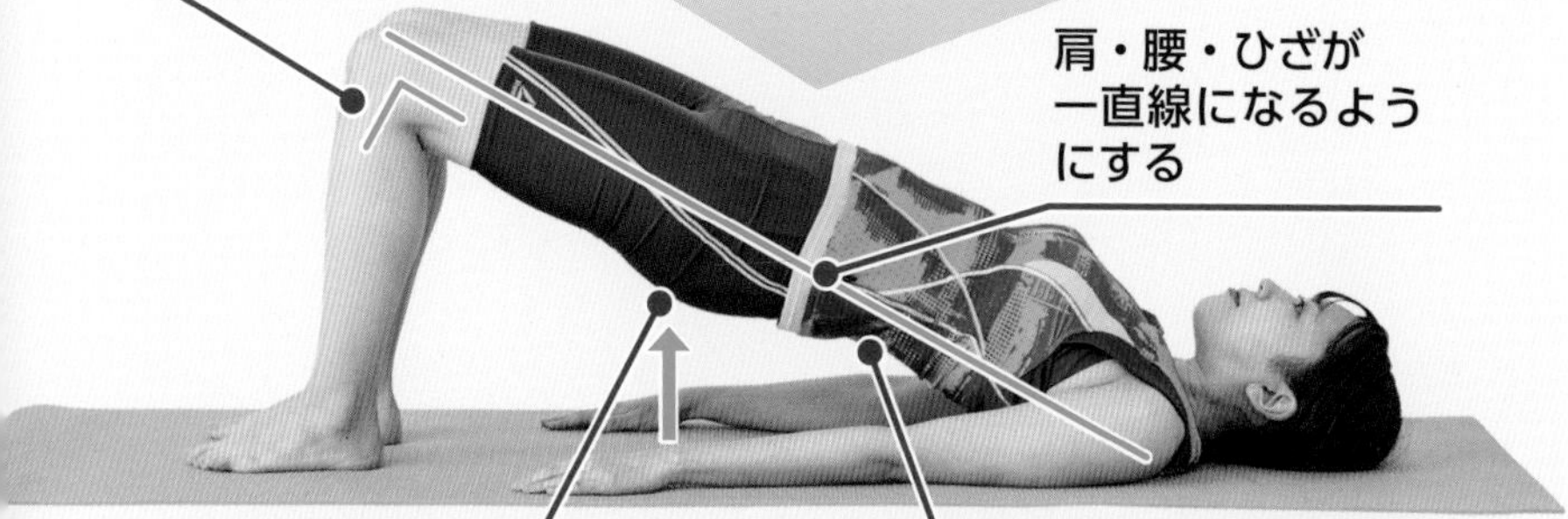
このときひざが直角になるように
肩・腰・ひざが一直線になるようにする
お尻をキュッと締める
腰を反らしすぎないよう注意

❶ 両足を肩幅に開き、60度くらいの角度でひざを立てる。両手は体のわきに置く。

❷ 肩・腰・ひざが一直線になるところまでお尻を持ち上げる。その姿勢のまま、20秒間キープする。

ゆっくりと❶の姿勢に戻る。

効力アップ法

できる人は片足を上げるといい。大殿筋と背筋を鍛える効果が一段と高まる。

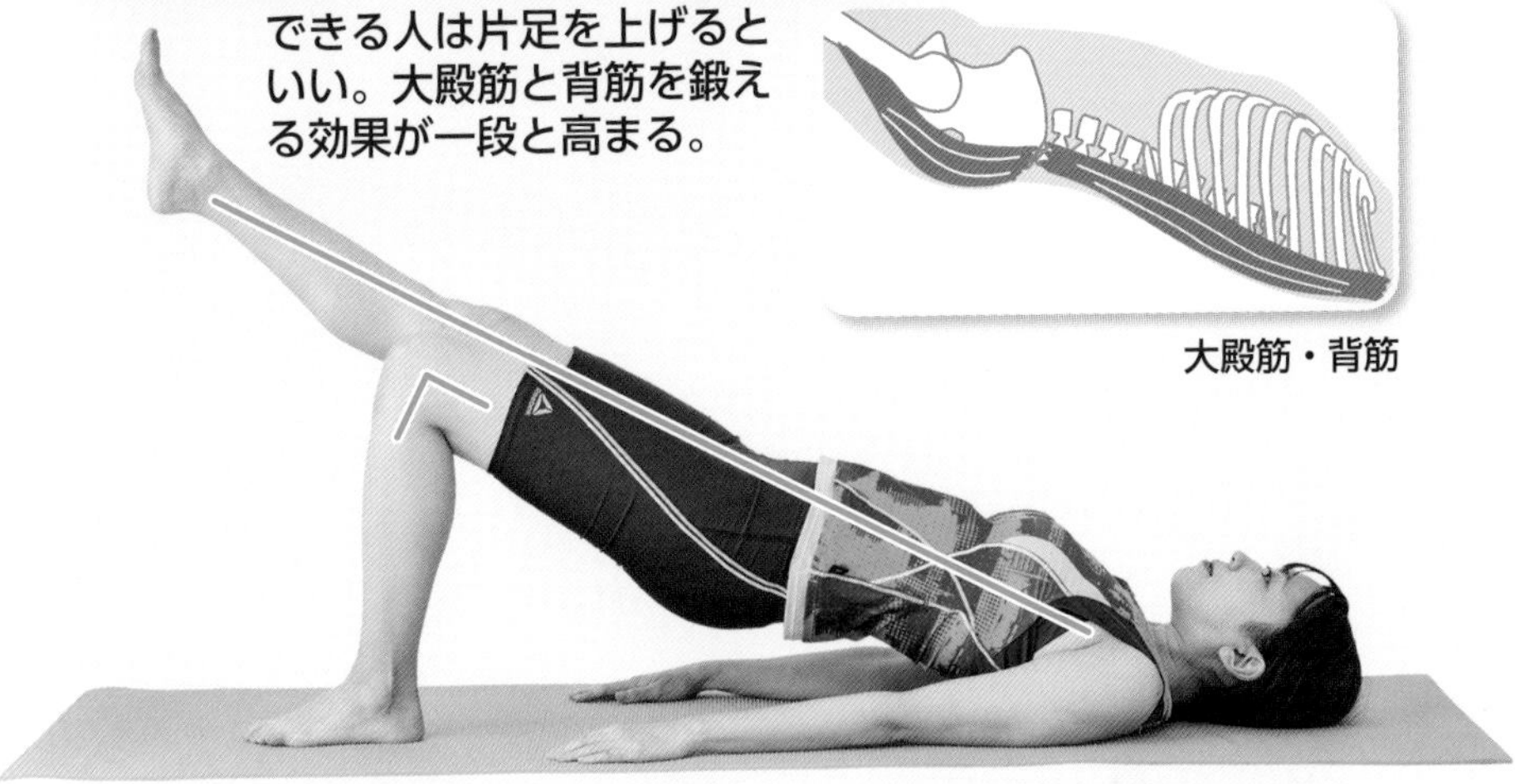

大殿筋・背筋

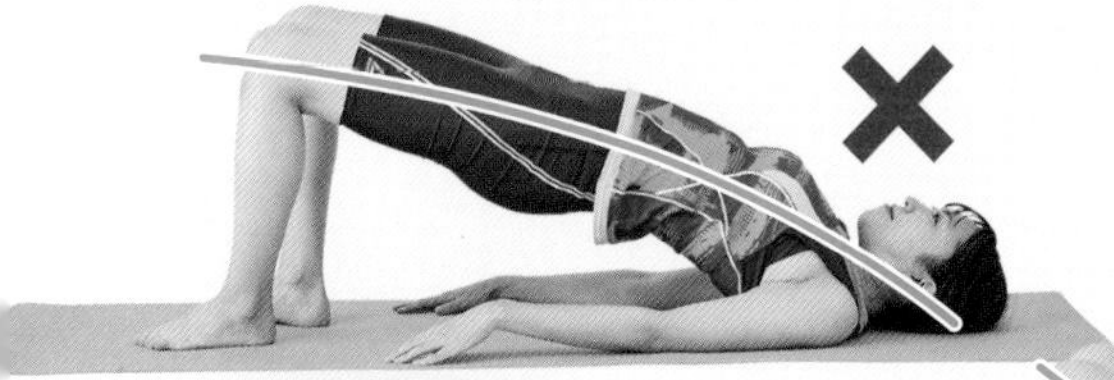

よくない姿勢の例

腰が落ちていたり、逆に反りすぎていたりすると、大殿筋と背筋を鍛える効果が弱まる

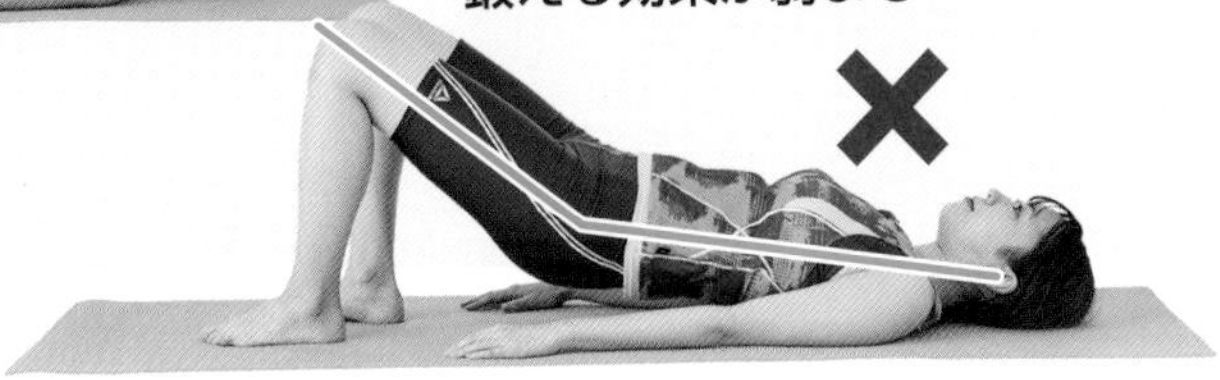

❶と❷を3回くり返して1セットで**1分**

1日2〜3セットを目安に行う。

できる人は、片足を伸ばして上げてもいい。肩・腰・ひざ・足先までが一直線になるようにして、その姿勢のまま、20秒間キープする。
反対側の足も同様に行う。

側弯症もあり10分も歩けなくなった間欠性跛行が体幹強化体操で改善し20分以上歩けた

1年前から左足に痛みを感じていた宮岡文子《みやおかふみこ》さん（仮名・82歳）は、ペインクリニックで薬物治療を続けていました。しかし、症状は悪くなるいっぽうで、最近では足の痛みで5分と立っていられないことに加え、10分も歩けないため、ほとんど外出しなくなって引きこもりがちになってしまいました。

手術をすすめられて「年だからしかたがない」と思いながらも、回避する方法はないだろうかと、セカンドオピニオンを求めて私のところを受診しました。

画像検査で第4・第5腰椎《ようつい》（背骨の腰の部分）間に脊柱管《せきちゅうかん》の狭窄《きょうさく》があることがわかりました。また、宮岡さんは高齢で運動習慣もないせいか背骨が不安定で、**変性側弯症《そくわん》**（背骨が左右に曲がったりねじれたりする病気）も併発していました。

そこで、**「脊柱管拡大体操」**（48ページ参照）と、**体幹筋を鍛えて背骨を安定させ、側弯した腰椎を矯正する効果も期待できる「体幹強化体操」**を指導しました。

ところが、次の診察のさいにたずねると、「おっくうで体操はやっていない」

というのです。当然ですが、症状にも変化がありません。体操をすれば体幹筋が鍛えられ、腰椎が安定すること、手術せずにすむ可能性があることを再び説明し、納得してもらいました。

ようやく体操を始めた宮岡さん。**実際にやってみると、体操にはつらい症状を和らげる効果があることに気づきました。**その次の診察時には、**ほとんど痛みを感じることなく立っていられるようになり、**「体操を始めてよかった。年だからとあきらめていたが、これなら続けられそうです」と自信が持てたようです。

2ヵ月後には、立っているのが苦にならなくなり、台所仕事もできるまでになりました。**続けて20分以上歩けるようになり、**外出する機会も増えたとうれしそうに話してくれました。

宮岡さんの脊柱管のMRI画像

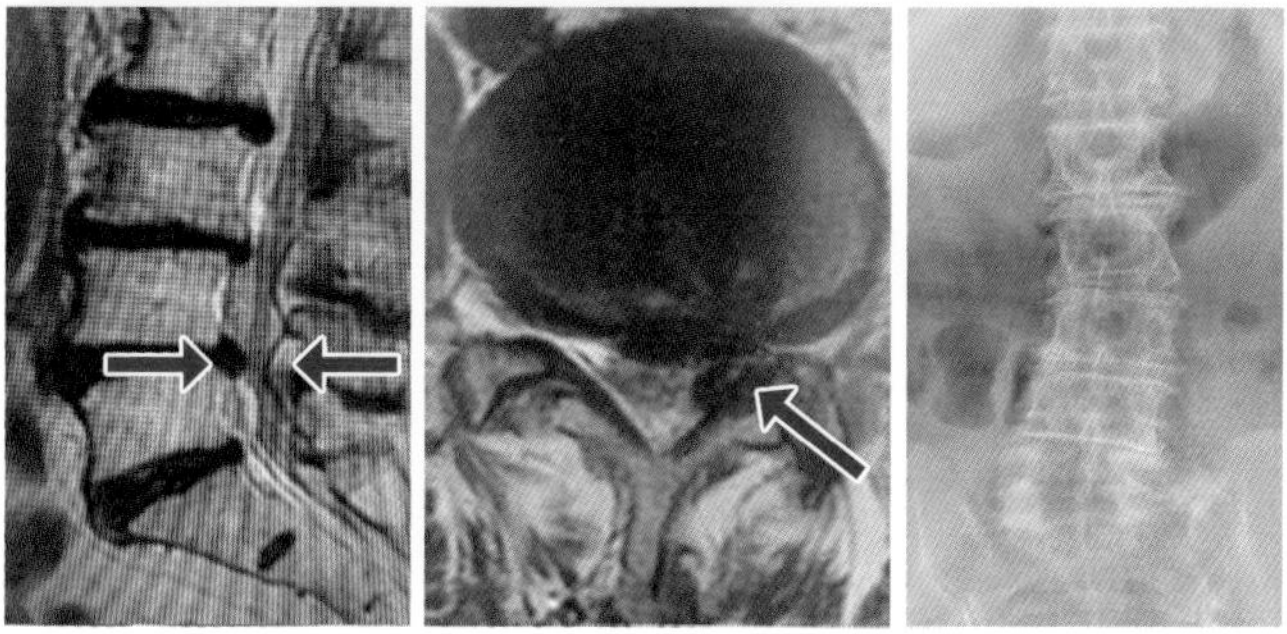

第4・第5腰椎間の脊柱管に狭窄が見られ、神経根を圧迫していた。脊椎の著しい変形による腰椎の側弯（右レントゲン画像）も見られた

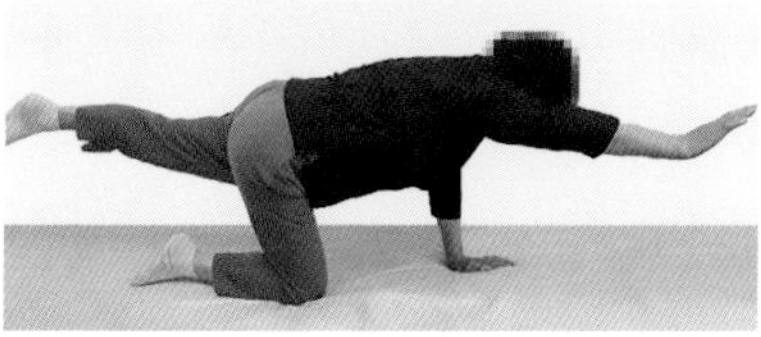

年だからとあきらめずに体幹強化体操をして間欠性跛行が改善

4年悩んだ足腰の痛みと間欠性跛行で歩けずすべり症もあったが、体幹強化体操で手術を回避できた

田中登美《たなかとみ》さん（77歳・仮名）の脊柱管狭窄症《せきちゅうかんきょうさくしょう》の病歴は比較的長く、4年前から足腰の痛みに悩まされてきました。最近では**20〜30歩歩いただけで両側の太もも裏から足の甲にかけて痛みとしびれが現れ、それ以上歩けなくなっていました。**

担当医から手術をすすめられましたが、どうしても手術に踏み切る決心がつかず、セカンドオピニオンを求めて私のところを受診しました。

X線（レントゲン）検査で腰椎《ようつい》（背骨の腰の部分）を見ると、第4・第5腰椎間にすべり症（腰椎の間の椎間板《ついかんばん》がゆるんで腰椎がずれてすべる病気）が認められ、脊柱管が狭まって、両側から神経が締めつけられている状態でした。

そこで、「脊柱管拡大体操」（48ページ参照）に加え、体幹筋を鍛えて腰椎を安定させ、ずれた腰椎を整える効果も期待できる**「体幹強化体操」**を指導しました。

田中さんはその場で痛みが少し和らいで手応えを感じたようすでしたが、長年の足腰の痛みと間欠性跛行《はこう》（こま切れにしか歩けなくなる症状）のために筋肉がす

田中さんの脊柱管のMRI画像

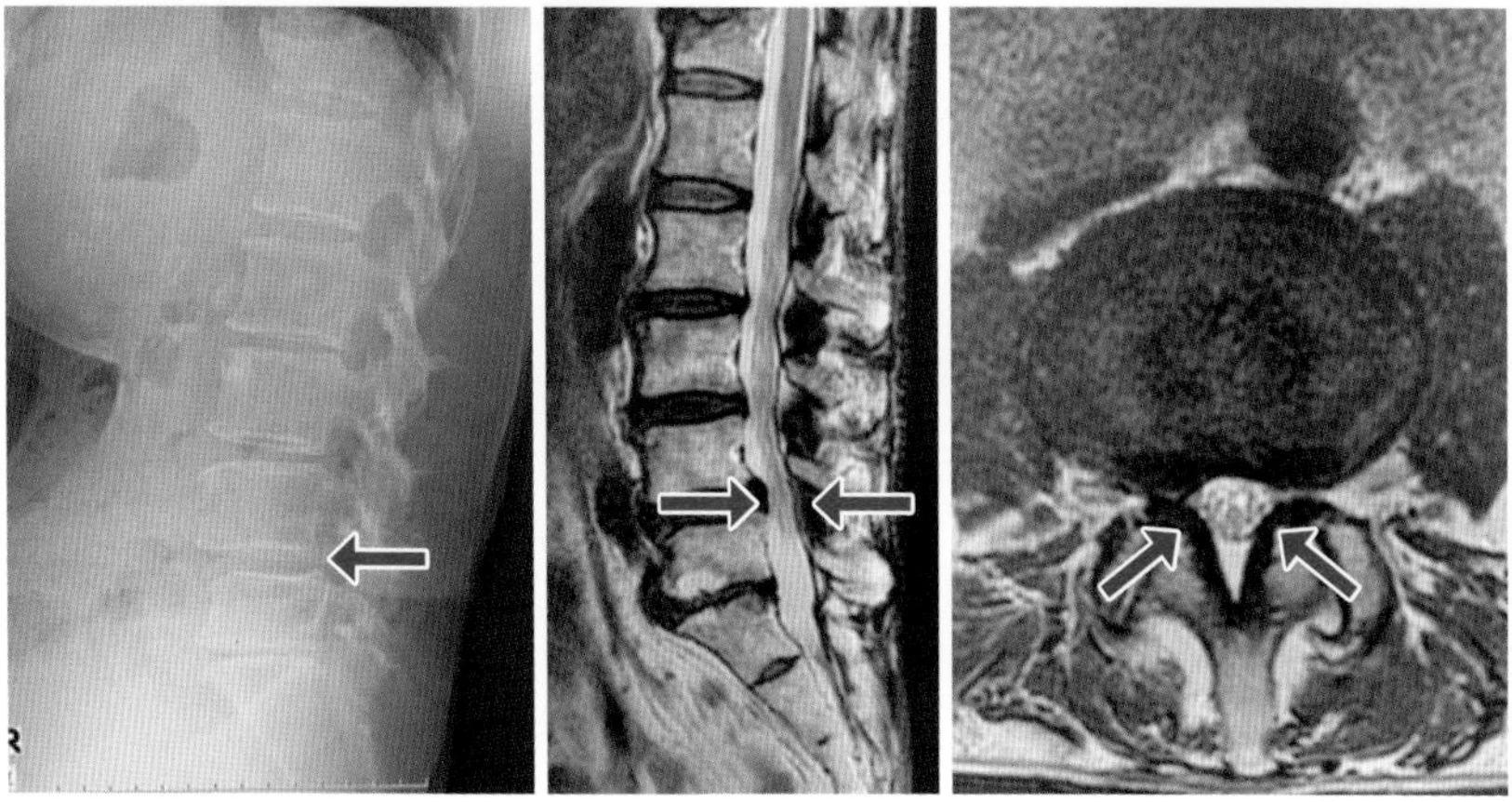

第4・第5腰椎間ですべり症が認められ（左レントゲン画像）、これが主原因となって脊柱管が狭窄、左右両側の神経根が圧迫されていた

っかり衰えており、最初は体操の正しい姿勢を取るのも難しいほどでした。

しかし、体操を続けて体幹筋の筋力が回復し、背骨が安定してくるのに伴い、診察のたびに症状が改善していきました。**ひどかった間欠性跛行も改善し、2ヵ月たった今では、続けて20分以上歩ける**ようになり、手術を回避することができました。

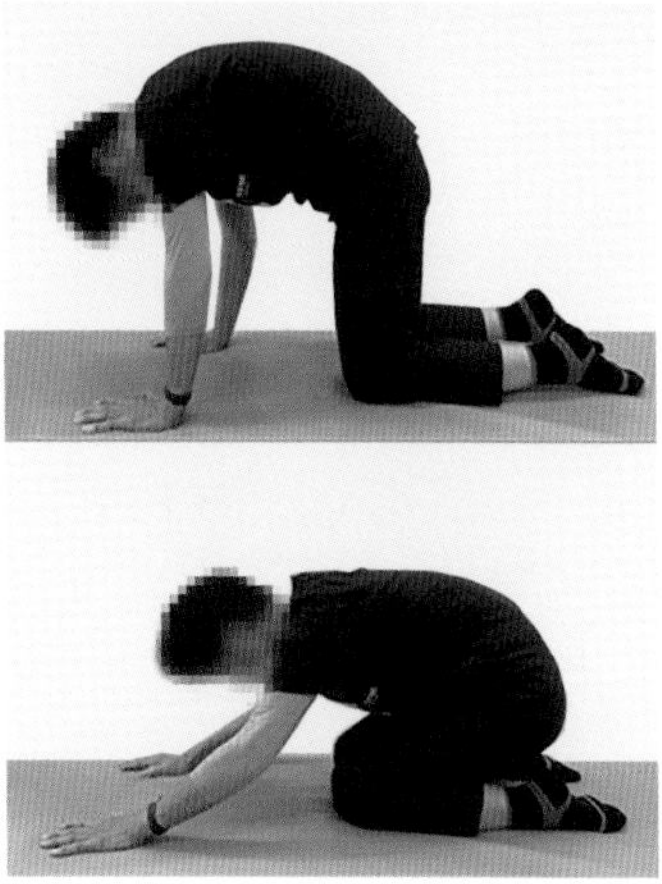

すべり症による脊柱管狭窄が体操によって改善し、足腰の痛みや間欠性跛行の改善につながった

コラム

脊柱管狭窄症の運動療法Q&A

Q 「手術でしか回復しない」といわれた脊柱管狭窄症にも運動療法は有効ですか？

個々の病状を診ないとはっきりとしたことはいえませんが、「手術でしか回復しない」とあきらめる前に、**運動療法を行うことには大きな意義がある**と考えられます。また、もし手術を行ったとしても再発を予防する効果もあると考えられます。

手術以外の保存療法のうち、運動療法は、「狭まった脊柱管を広げる」という治療目標にアプローチできるほぼ唯一の方法です。近年は、腰椎を支えるしくみについて、バイオメカニクス（身体構造や運動を科学的に探究する学問）的な研究が進み、運動療法の

❶ 深部筋肉を鍛えて腰椎を安定させる

❷ 背骨・骨盤・股関節を正しい位置に整える

といった働きにより、**脊柱管を広げて神経への締めつけをゆるめ、症状を改善できる**ことが明らかになってきています。

Q 馬尾型の脊柱管狭窄症にも運動療法は有効ですか？

脊柱管が狭まり馬尾（脊髄の末端から馬の尾のように伸びている神経の束）が圧迫されるものを「馬尾型」といいます（26ﾍﾟｰｼﾞ参照）。**自分の意志で足が動かせなくなる下肢のマヒや、尿や便がもれるような排尿・排便障害、10ﾒｰﾄﾙも続けて歩けないほどの間欠性跛行などの重度の症状が現れた場合は、手術を急がなくてはいけません。**神経が回復できないほどのダメージを受けてしまう可能性が高いからです。この場合は手術を行い、その後に、再発を防ぐために運動療法をすべきです。

ただし、馬尾型や混合型でも、症状が比較的軽い場合は、運動療法は有効であると考えています。実際、**馬尾型や混合型の患者さんでマヒなどの重い症状がない場合、痛みやしびれのほか、間欠性跛行（こま切れにしか歩けなくなる症状）が、運動療法で大幅に改善する例は少なくありません。**

早稲田大学スポーツ科学学術院教授　整形外科専門医　**金岡恒治**

外出中

第5章

歩行中の下肢痛・足しびれを抑え間欠性跛行を防ぐには立ったままの簡単体操骨盤ちょっと倒しが一番

早稲田大学スポーツ科学学術院教授
整形外科専門医
金岡恒治

脊柱管の狭窄は前かがみで和らぐが、クセになると悪化が防げず、立ち歩くときは上体をできるだけ起こすのが重要

前かがみの姿勢は、腰部脊柱管狭窄症《せきちゅうかんきょうさく》の患者さんにとって、脊柱管が広がって神経への締めつけがゆるむ、らくな姿勢です。

いい姿勢でないことはわかっていても、つらい痛みやしびれを少しでも和らげようとして前かがみ姿勢になるため、間欠性跛行《はこう》（こま切れにしか歩けなくなる症状）に悩む人は特に、外を歩くときも背中を丸めた姿勢がクセになっていることが多いものです。

ただ、背骨は全体でゆるやかなS字カーブを描くことによって、頭の重みや体に受ける衝撃を分散・吸収する役割を果たしています。前かがみ姿勢ばかり続けていると腰椎《ようつい》（背骨の腰の部分）への負担が増し、椎骨がずれたり、椎間板がダメージを受けたりして、脊柱管の狭窄がさらに進む可能性もあります。**症状の悪化を防ぐためには、できるだけ上体を起こした姿勢を保つことが重要**なのです。

ここで、前かがみの姿勢になったときの腰椎と骨盤の状態を見てみましょう

ニュートラルポジション

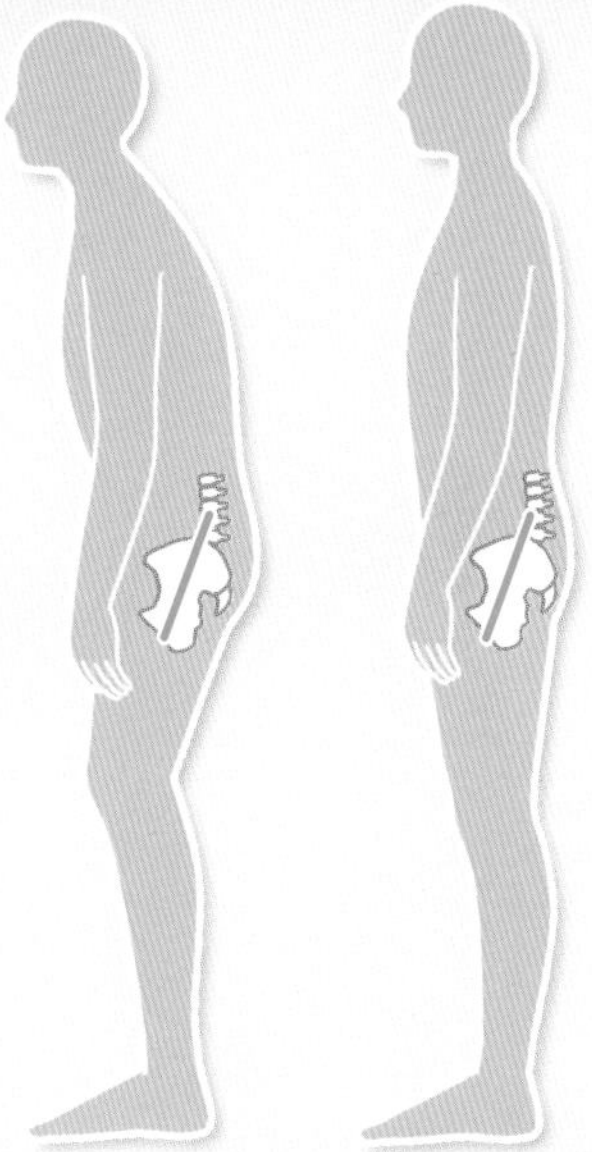

左のように前かがみになると骨盤が後傾して腰椎が広がり、痛みが軽減する。右のように上体を起こしても骨盤の後傾を保てれば、痛みが出にくくなる。

（上図参照）。左側の図は、腰椎を丸めて脊柱管が広がる前かがみ姿勢です。ここで、骨盤の傾きに注目してください。骨盤が後ろに傾いていること（後傾という）がわかるでしょう。

そして、**骨盤の後傾を保ったまま上体を起こした**のが、右側の図です。いい姿勢だと思いませんか？

前かがみ姿勢を取ったときのように**腰椎が広がる骨盤の傾きをキープしたまま、上体をできるだけ起こした姿勢**、私はこれを「ニュートラルポジション」と呼んでいます。

外出中に足がしびれてきても、骨盤の傾きを自分でコントロールし、ニュートラルポジションを取れば、腰椎の反りをゆるめ、狭窄した脊柱管を広げることができます。間欠性跛行に悩んでいる人も、その場で痛みやしびれを軽くして、歩く距離を延ばすことができるのです。

上体を起こして立ち歩くのがつらくなったら、「骨盤ちょっと倒し」で狭窄した脊柱管を広げればらくに歩ける

ここでは、外出中に立ち歩いているさいに痛みを感じたときや、痛みが出そうなときに、立ったまますぐできる**「骨盤ちょっと倒し」**を紹介しましょう。

上体を起こした姿勢のまま、少しだけ骨盤を動かし、前かがみのときと同じように骨盤を後傾させてニュートラルポジション（79ページ参照）を取ることで、神経への締めつけをゆるめる体操です。

外出先でも痛みをその場で軽減できるので、再びらくに歩くことが可能になります。

骨盤を後傾させ脊柱管を広げる

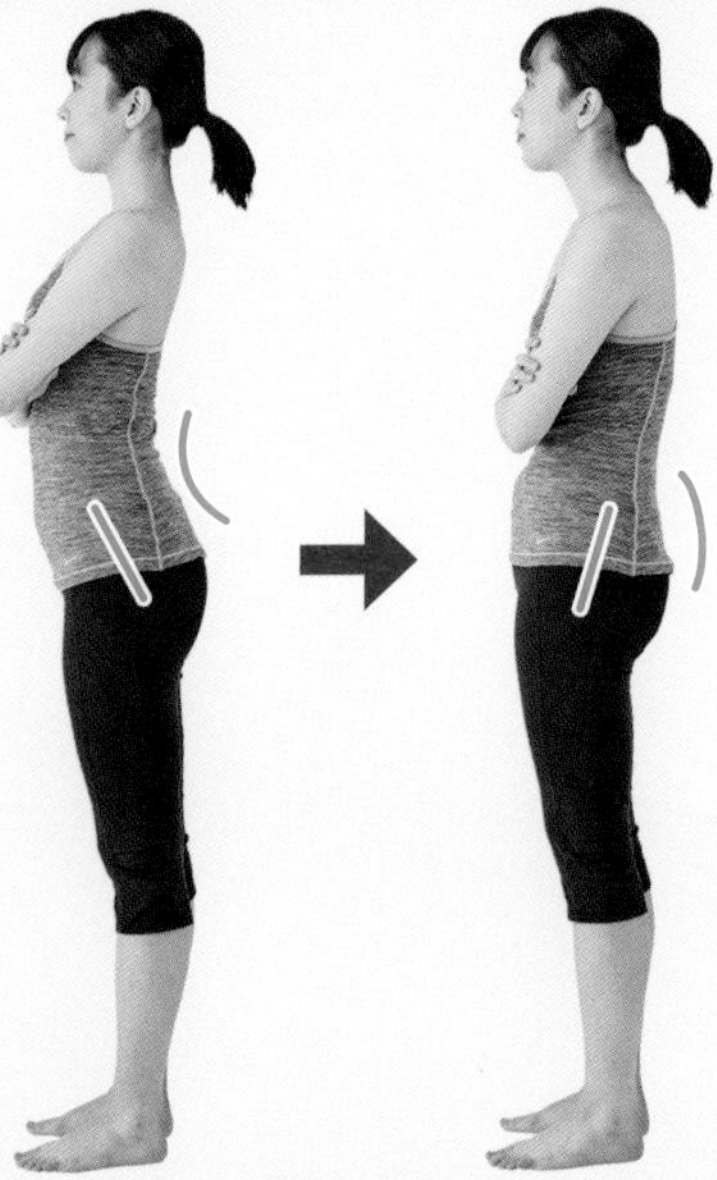

前傾しすぎた骨盤を動かして後傾させ、ニュートラルポジションを取ることで、脊柱管が広がり、その場で痛みを軽減でき、らくに歩ける。

外出中

立って行う 骨盤ちょっと倒し

1セット1分

体操のコツは次ページ参照

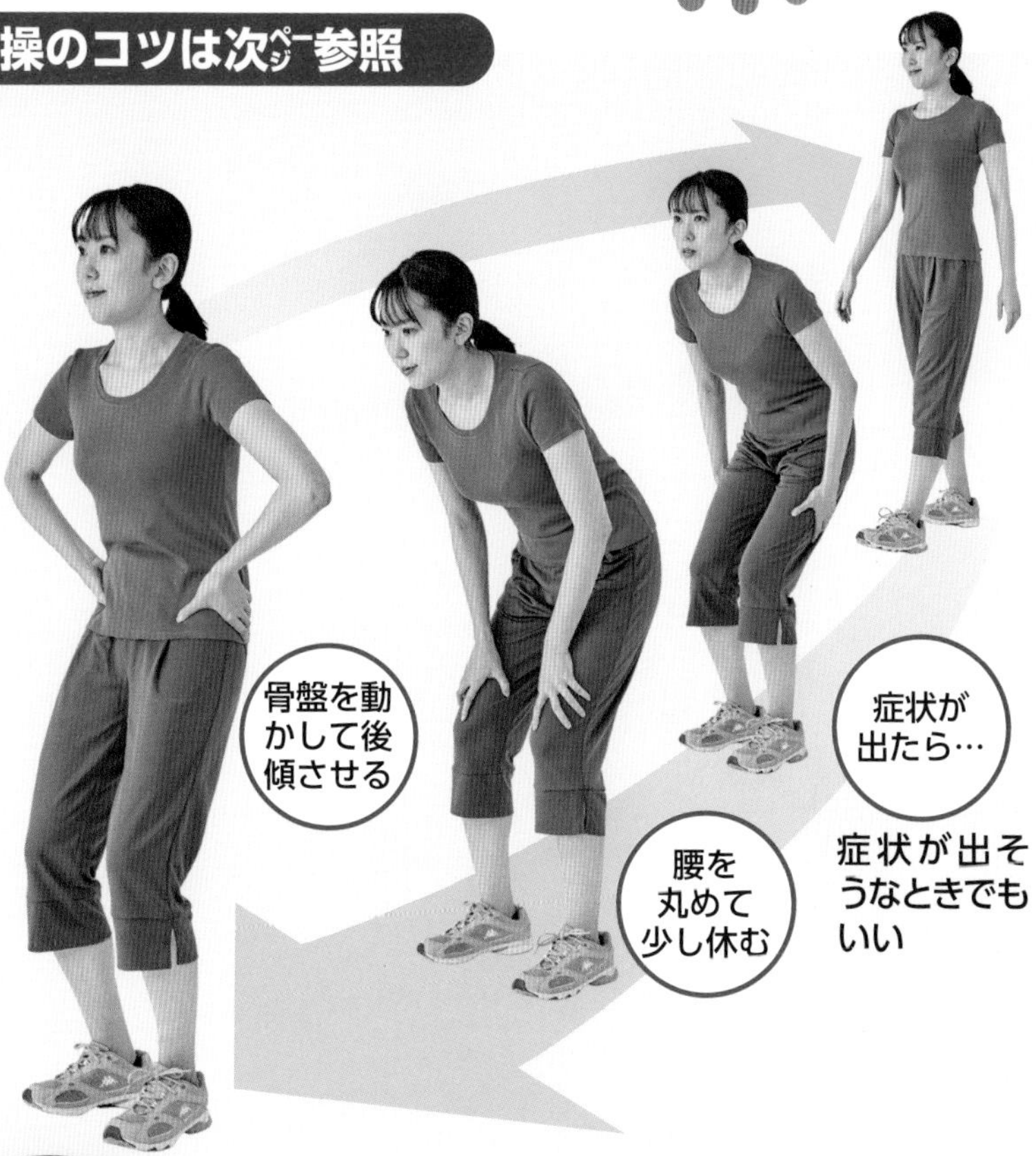
骨盤を動かして後傾させる
腰を丸めて少し休む
症状が出たら…
症状が出そうなときでもいい

❷～❸を行って1セットで1分

症状が出たときや出そうなときに行う。

❶ 歩行中に足腰に痛みやしびれが出てきたら、立ち止まって前傾姿勢で少し休む。

❷ 上体を起こして腰骨に手を当て、骨盤をゆっくり後ろに倒す（それに伴って腰椎も動く）。

❸ 最も痛みが小さくなる骨盤の位置（ニュートラルポジション）を見つけて30秒間キープ。

立って行う骨盤ちょっと倒し

1セット1分

ニュートラルポジションを見つけるコツ

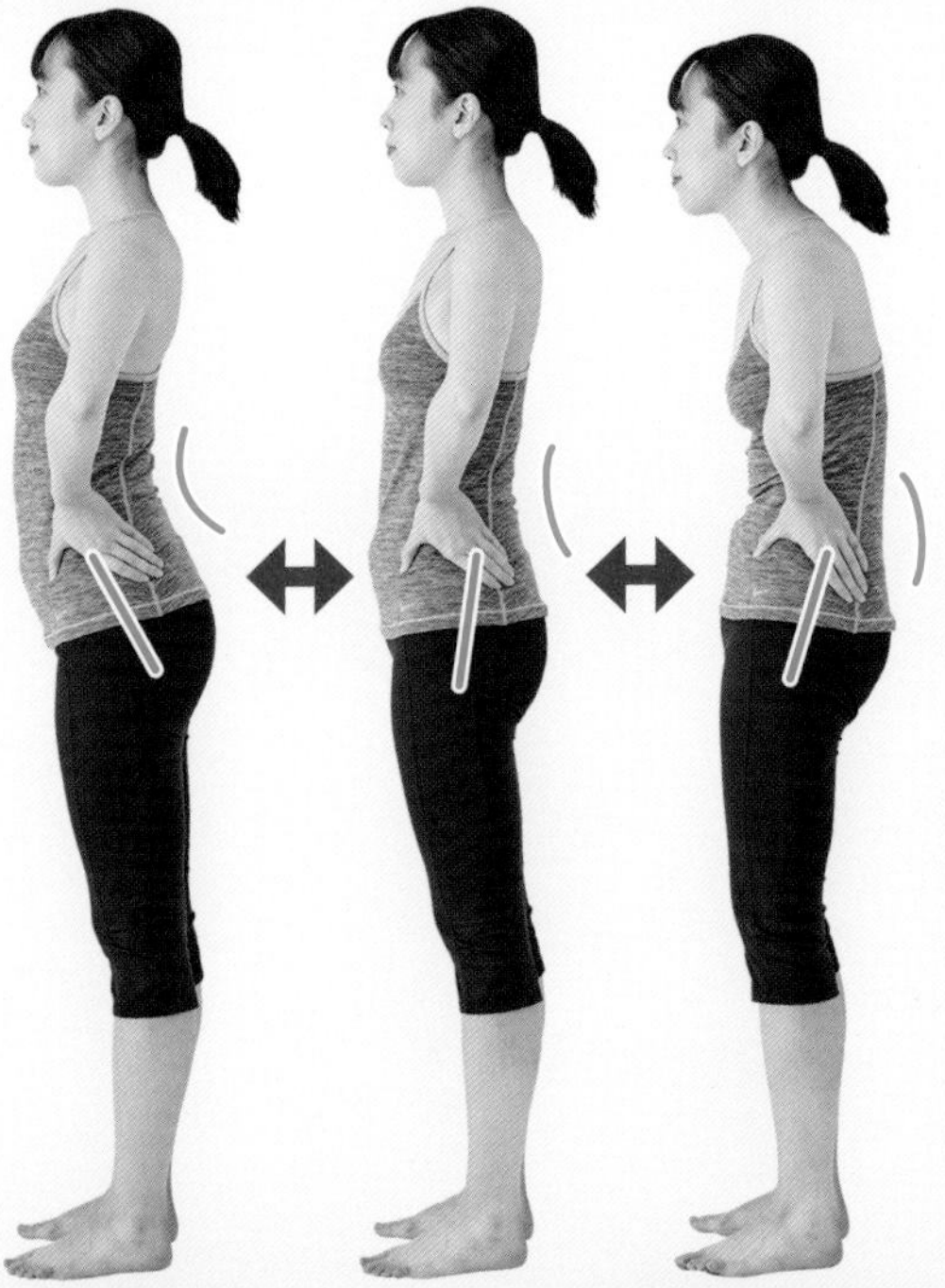

ニュートラルポジションは人によって異なる

痛み具合を確かめながら、骨盤をゆっくり前後に動かす（それに伴って腰椎のカーブも変わる）。
最も痛みが軽くなるところが「自分のニュートラルポジション＝適切な骨盤の傾き」。

うまく骨盤を動かせないときは

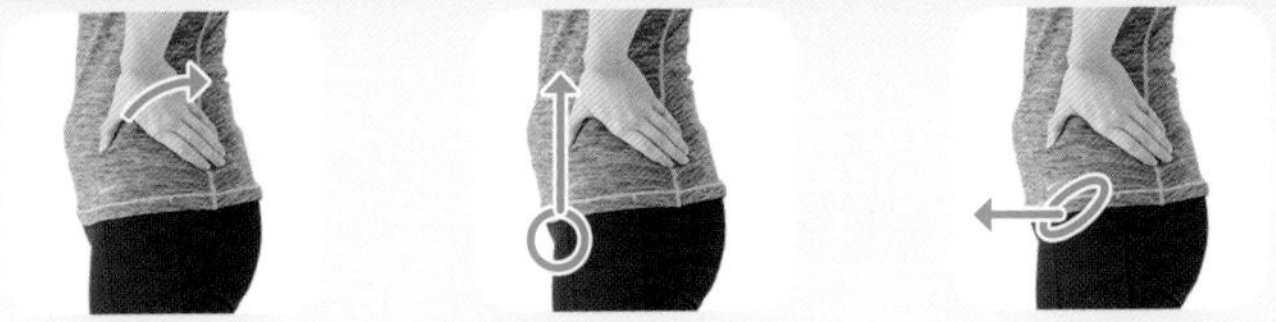

両手で腰骨をつかみ、後ろへ引くようにして、骨盤を少し回転させて後ろに倒す。

恥骨を上へ引き上げるようなつもりで、骨盤を回転させるように動かす。

そけい部（体の前面の足のつけ根部分）を前へ突き出すようなつもりで、骨盤を動かす。

骨盤ちょっと倒しはイスに座っても行え、外出中の休憩時に行えば歩ける距離を延ばせる

「骨盤ちょっと倒し」は、外出中にベンチに座って休憩を取ったり、仕事でイスに座ったりしているときでも行うことができます。むしろ、立った状態よりイスに座ったほうが、骨盤を後傾させやすいと感じる人も多いようです。座った状態では、図のように坐骨《ざこつ》（骨盤の左右最下部のとがった部分）がイスに当たるため、ここを支点として骨盤上部を動かすだけでよく、骨盤を後傾させやすくなるのです。

休憩時に行えば腰椎《ようつい》を丸めて脊柱管《せきちゅうかん》を広げ、痛みをコントロールできるので、歩ける距離を延ばすことができます。ぜひ試してみてください。

坐骨を支点に骨盤を動かす

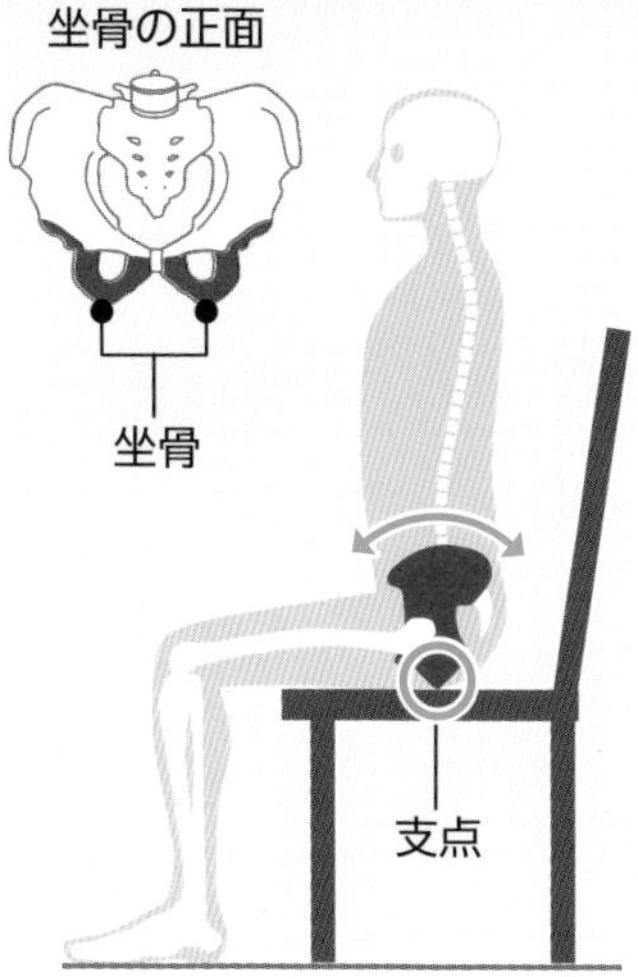

坐骨がイスに当たる部分を支点として骨盤を前後に動かすと、骨盤を後傾させやすい。

座って行う
骨盤ちょっと倒し

1セット1分

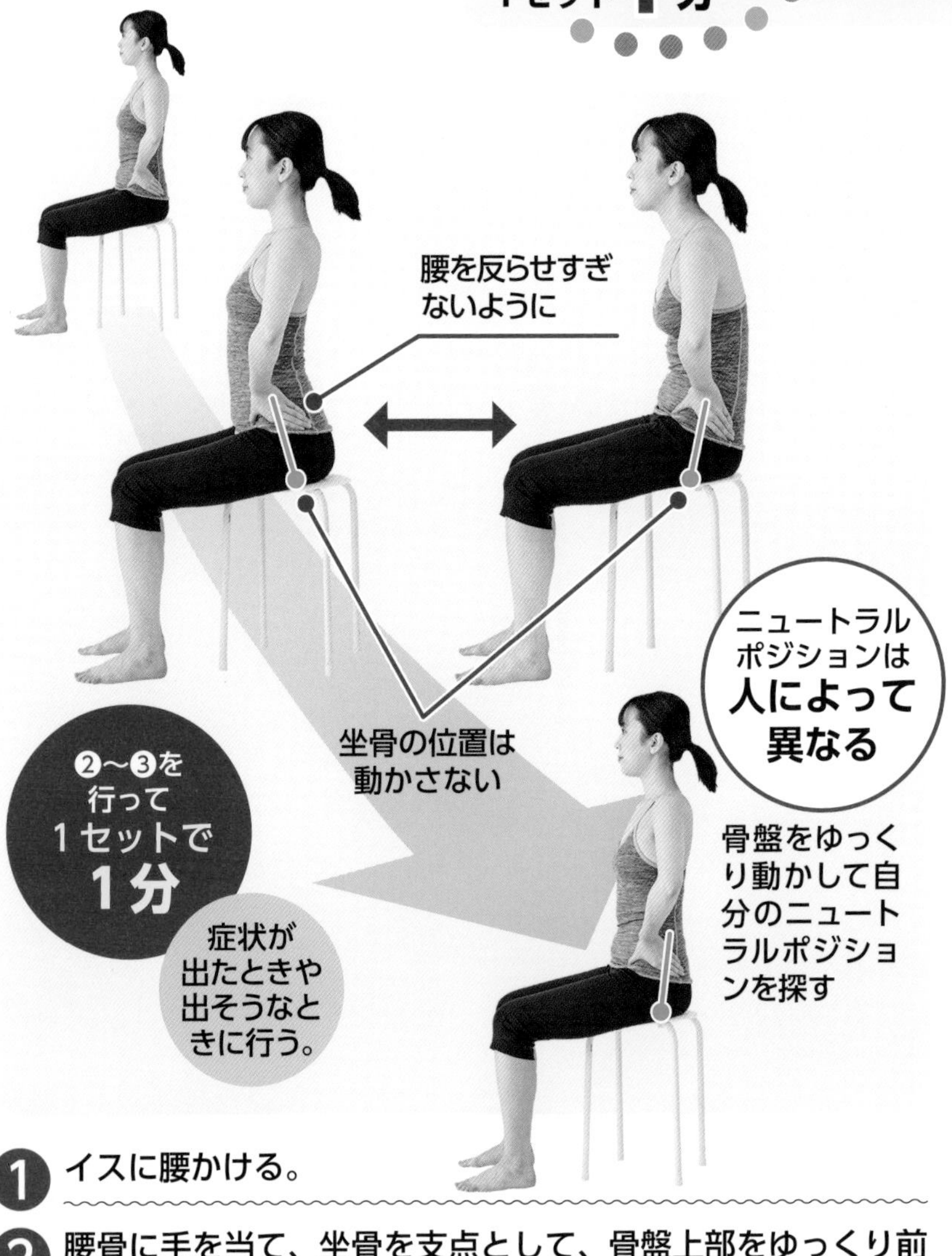
腰を反らせすぎ
ないように
ニュートラル
ポジションは
人によって
異なる
坐骨の位置は
動かさない
❷〜❸を
行って
1セットで
1分
症状が
出たときや
出そうなと
きに行う。
骨盤をゆっく
り動かして自
分のニュート
ラルポジショ
ンを探す

❶ イスに腰かける。

❷ 腰骨に手を当て、坐骨を支点として、骨盤上部をゆっくり前後に動かす。

❸ 最も痛みが小さくなる骨盤の位置（ニュートラルポジション）を見つけたら、30 秒間キープ。

在宅中

第6章

背骨・骨盤・股関節を動かし坐骨神経痛を招く姿勢のゆがみが正せる1分体操うつぶせ足ふりもやれば効果大

帝京科学大学医学教育センター特任教授
渡會公治

腰椎の負担を増やす背骨・骨盤・股関節のゆがみを正せば狭窄症は驚くほど改善し、痛み・しびれも素早く軽快

腰部脊柱管狭窄症《せきちゅうかんきょうさく》の治療に当たって、私は、患者さんに**体の上手な動かし方を指導し、姿勢や骨格のゆがみを正し、体全体のバランスを整えること**を重視しています。体を上手に使えない人、動かせない人は、立ち方や歩き方のクセのせいで腰椎《ようつい》（背骨の腰の部分）に負担がかかり、坐骨《ざこつ》神経が締めつけられて、症状の悪化を招いてしまうからです。

脊柱管狭窄症の改善には**運動療法**が欠かせませんが、実際に体操をするときにも、体をうまく動かせるかどうかで、効果が格段に違ってきます。

私は、上手な体の使い方の心構えとして、「体の構造を理解すること」「体のパーツ（部品）の並びを整え、正しい姿勢を取ること」「感覚を研ぎ澄ませて体の動かし方に気づくこと」を提唱しています。

この心構えをもとに、私は、脊柱管狭窄症を改善するための「3つのS」の体操として、「**背骨を動かす運動**」「**ストレッチ**」「**スクワット**」をすすめています。

その中で、ここではまず、「背骨を動かす運動」として、「**うつぶせ足ふり**」を紹介します。

うつぶせの状態でひざから下の部位をワイパーのように左右に振るだけの簡単な体操ですが、足の重さを利用するため、**日ごろあまり大きく動かす機会のない背骨・骨盤・股《こ》関節を小さな力で動かすことができ、効率よく姿勢のゆがみを正すことができます。**同時に、まわりの筋肉も自然に鍛えられ、脊柱管が狭まりにくい正しい姿勢を取ることができるようになります。

うつぶせ足ふりには2つのやり方があり、両ひざと両足首の間を少し離して振る「**❶2本足ふり**」は、骨盤や股関節が大きく動くので、これらをほぐして整えるのに効果的です。両ひざと両足首をピタリとくっつけて振る「**❷1本足ふり**」は、大きく背骨が動くため、背骨をほぐして整えるのに最適な運動です。

実際にうつぶせ足ふりの体操を行うと、背骨・骨盤・股関節のゆがみが正されていく感覚がつかめるはずです。**脊柱管にかかっていた負荷が減り、坐骨神経への締めつけもゆるむため、「即座に痛みが和らいだ」と驚く患者さんも珍しくありません。**脊柱管狭窄症に伴う坐骨神経痛に悩まされている人には、ぜひ試していただきたい体操です。

2本足ふり

1セット1分

体操の効果 骨盤と股関節を大きく動かしてほぐし、ゆがみを正す。坐骨神経への締めつけをゆるめる。

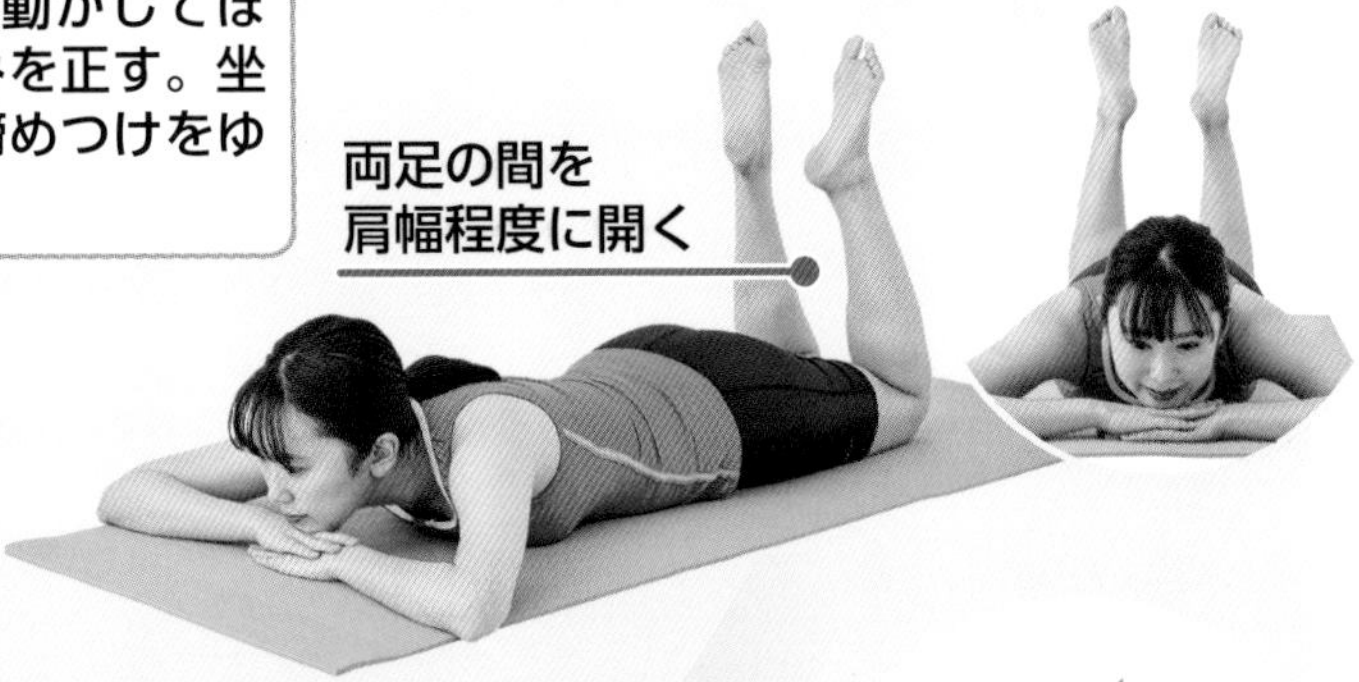
両足の間を
肩幅程度に開く

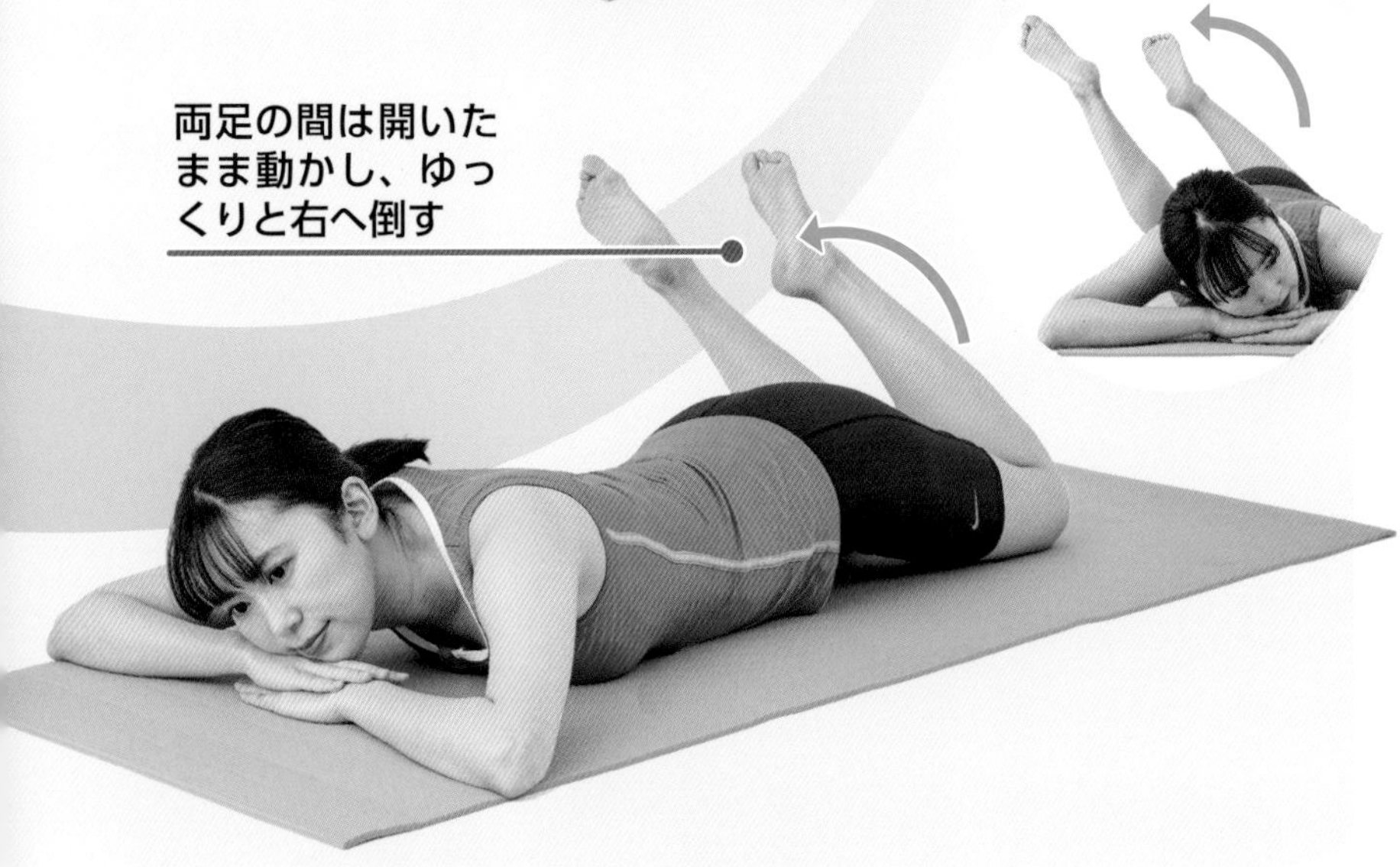
両足の間は開いたまま動かし、ゆっくりと右へ倒す

❶ うつぶせに寝て、両足を肩幅程度に開き、両ひざを曲げる。両手を顔の前で重ね、あごを乗せる。

❷ 両足の間を開いたまま、両足のひざから下の部位をゆっくりと右に倒す。なるべく倒せるところまで倒したら、ゆっくりと❶の姿勢に戻る。

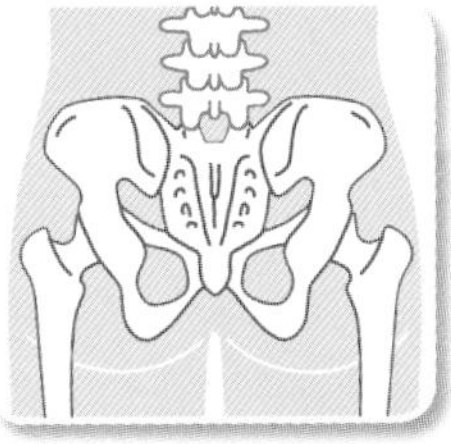
骨盤・股関節

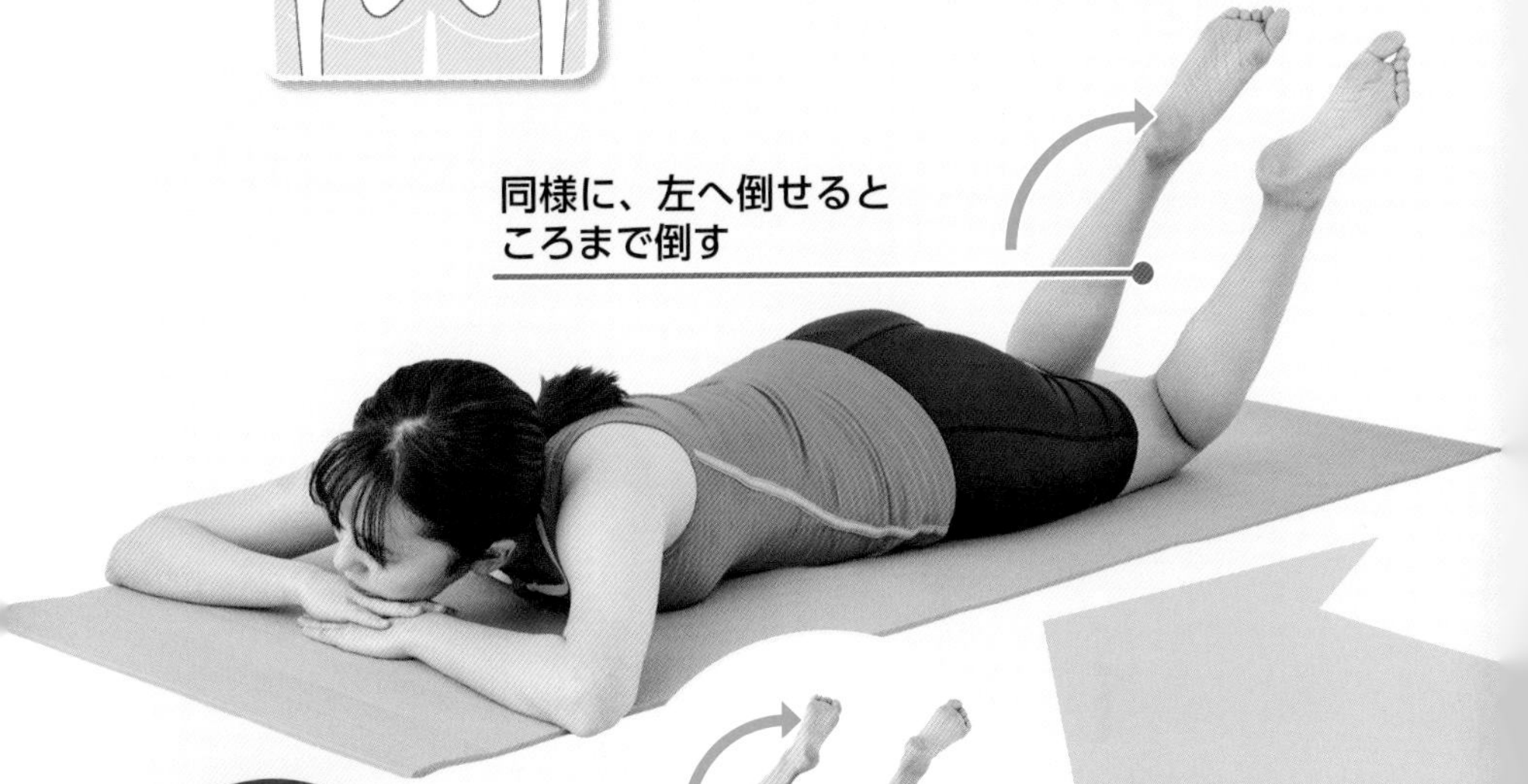
同様に、左へ倒せるところまで倒す

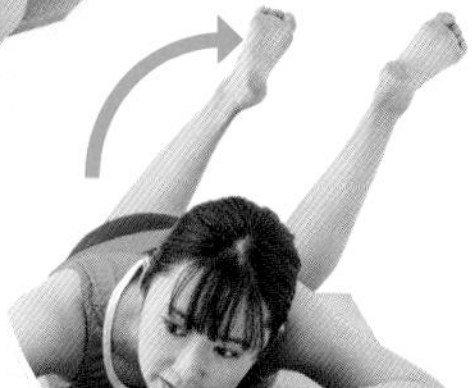

❷と❸を往復で5回くり返して1セットで**1分**

1日3～5セットを目安に行う。

❸ 同様にして、両足の間を開いたまま、両足のひざから下の部位を左に倒す。できるところまで倒したら、ゆっくりと❶の姿勢に戻る。

一度に何セットも行うのではなく、1日何度かに分けて、くり返し行うといい。

1本足ふり

1セット1分

体操の効果 背骨を大きく動かしてほぐし、ゆがみを正す。坐骨神経への締めつけをゆるめる。

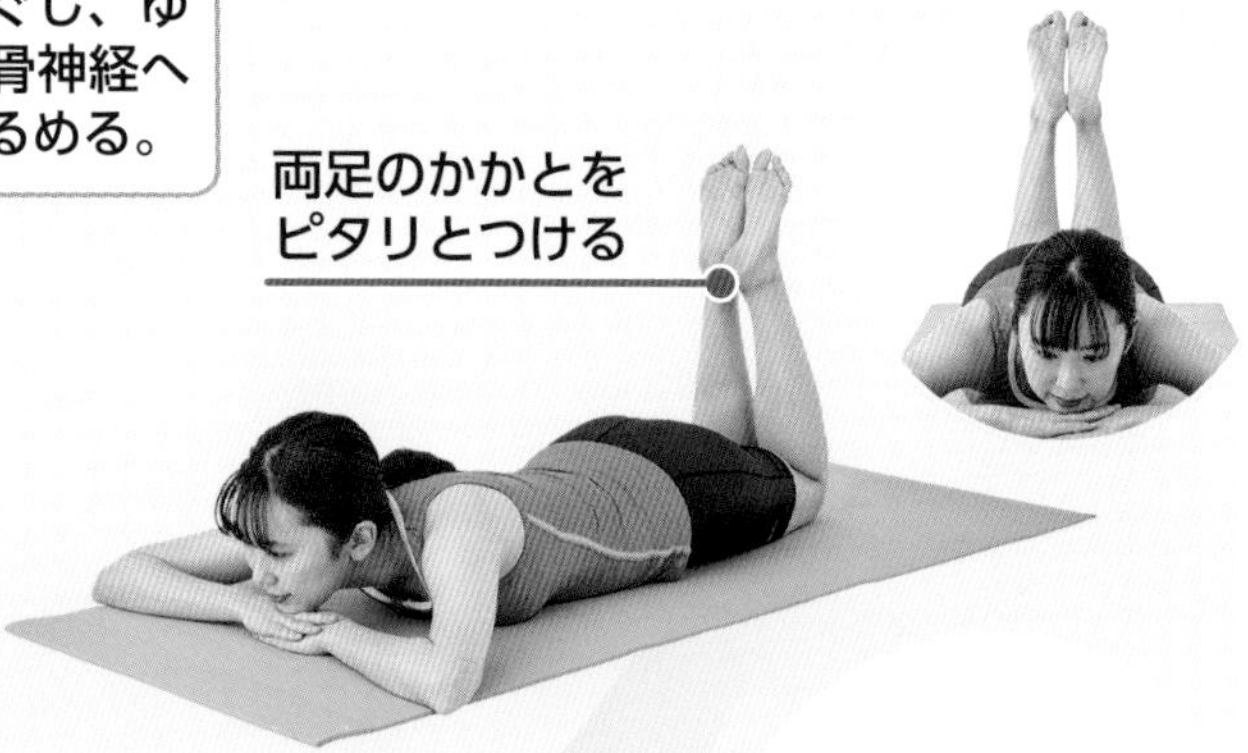
両足のかかとを
ピタリとつける

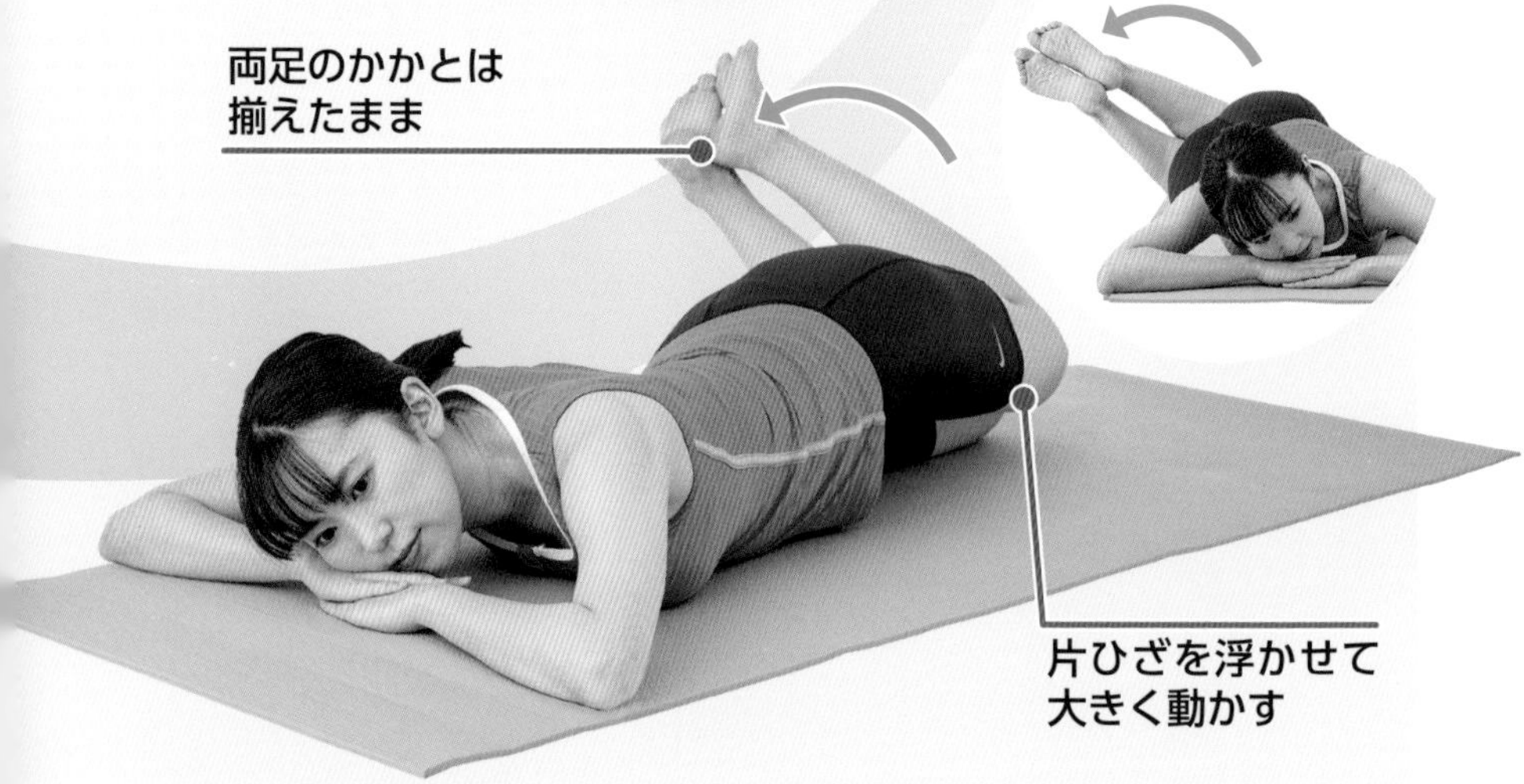
両足のかかとは
揃えたまま
片ひざを浮かせて
大きく動かす

① うつぶせに寝て、両足をピタリとくっつけて、ひざを曲げる。両手を顔の前で重ね、あごを乗せる。

② 両足のかかとを揃えたまま、両足のひざから下の部位をゆっくりと右に倒す。なるべく倒せるところまで倒したら、ゆっくりと①の姿勢に戻る。

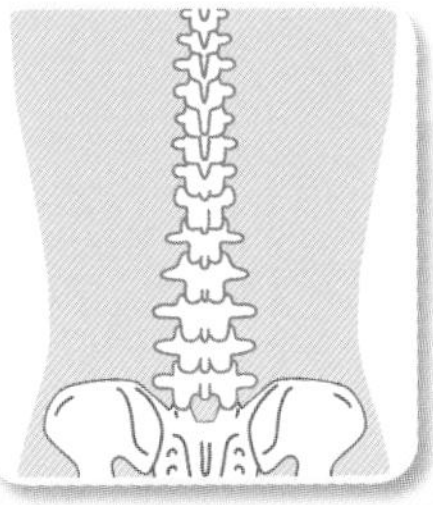
背骨

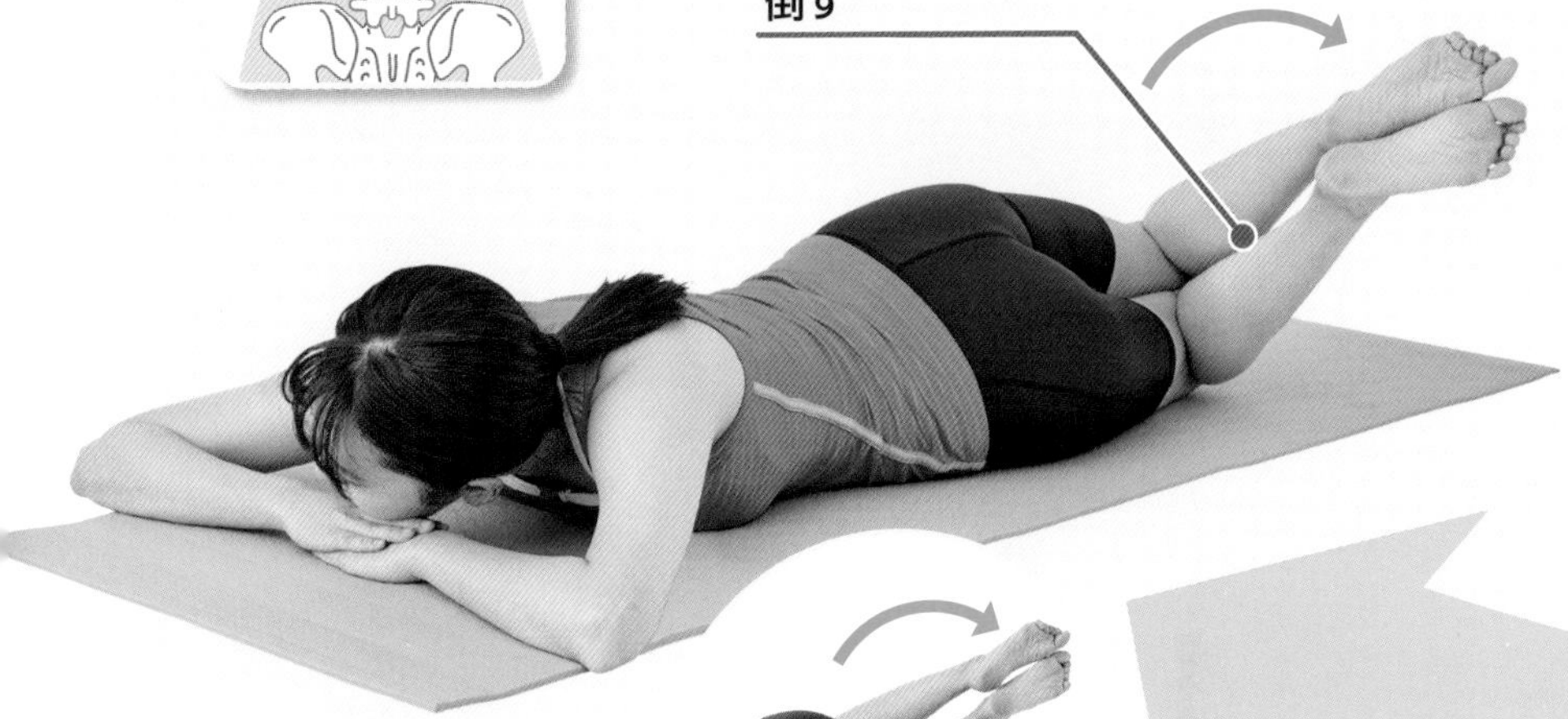
同様に、倒せるところまで左へ倒す

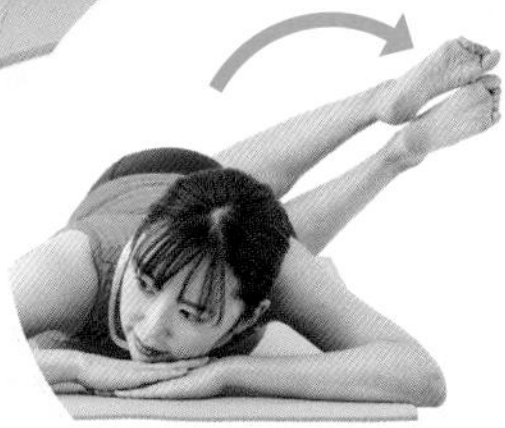

❷と❸を往復で5回くり返して1セットで**1分**

1日3～5セットを目安に行う。

❸ 同様にして、両足のかかとを揃えたまま、両足のひざから下の部位を左に倒す。できるところまで倒したら、ゆっくりと❶の姿勢に戻る。

一度に何セットも行うのではなく、１日何度かに分けてくり返し行うといい。

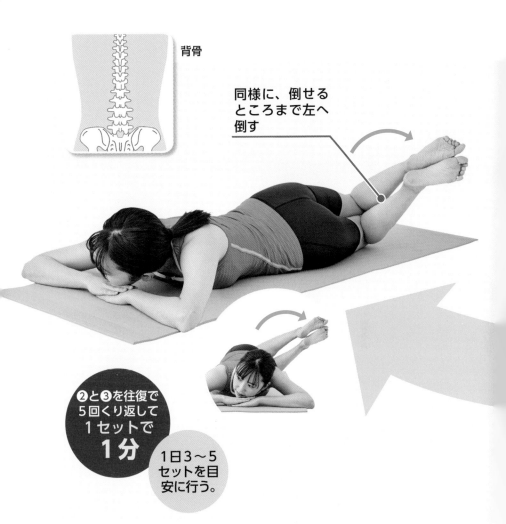

背骨・骨盤・股関節を一挙に動かす「ほふく体操」「コーナースクワット」もやればさらに効果大

みなさんは、歩くときに体のどこを使って歩いているでしょうか。「歩く＝足を使う」と思われがちですが、正しく歩くには、足だけでなく、背骨・骨盤・股《こ》関節を連動させることが重要です。

腰部脊柱管狭窄《せきちゅうかんきょうさく》症の人は、つらい痛みを少しでも和らげようとして、脊柱管が広がって神経への締めつけが小さくなる前かがみの姿勢を取りがちです。そのため、体幹（体の胴体の部分）をあまり動かさなくなって、ひざ下だけを使って歩くような歩き方になっている人が多いのです。前かがみで「ひざ下歩き」を続けていると、背骨・骨盤・股関節にゆがみが生じ、使われなくなった部分の筋肉が衰え、運動機能が低下してしまいます。

加齢とともに足腰の筋力は弱まるものですが、体を上手に使えるようになれば、年齢に関係なく運動機能を高め、正しい歩き方ができるようになります。**ゆがみのないいい姿勢で歩けば、脊柱管が広がって坐骨《ざこつ》神経への締めつけがゆる**

み、痛みなく長い距離を歩くことも可能になります。

ここでは、背骨・骨盤・股関節を連動させて歩く体の使い方を身につけるための体操「**ほふく体操**」を紹介しましょう。

ほふく体操は、うつぶせになって、その名のとおりほふく前進のように足を動かすことで、背骨・骨盤・股関節の筋肉や靱帯《じんたい》（骨と骨をつなぐ線維組織）をほぐして整えることができる、動的ストレッチです。

もう一つ、足腰の筋肉を強化する「**コーナースクワット**」も併せて行えば、効果がさらにアップします。スクワットは間違ったやり方をすると足腰を傷める危険性がありますが、「コーナースクワット」は壁にお尻《しり》をつけて、壁をガイドにして行うため、**自然に正しいスクワットをすることができます。**また、歩くときはひざと足先を同じ方向に向け、足腰の筋肉に負担をかけないことも大切なことですが、コーナースクワットなら**正しい動きを身につけることができます。**

実際にこれらの体操を脊柱管狭窄症の患者さんにやってもらうと、**その場で坐骨神経痛やしびれが和らぐことはよくあります。毎日続けることで間欠性跛行《はこう》が改善し、一度に歩ける距離が延びた人もおおぜいいます。**ぜひ「ほふく体操」と「コーナースクワット」で、痛みなく歩ける体の使い方を身につけてください。

ほふく体操

1セット1分

体操の効果 背骨・骨盤・股関節の筋肉や靱帯をほぐして整え、運動機能を高め、坐骨神経への締めつけをゆるめることで、らくに歩けるようになる。

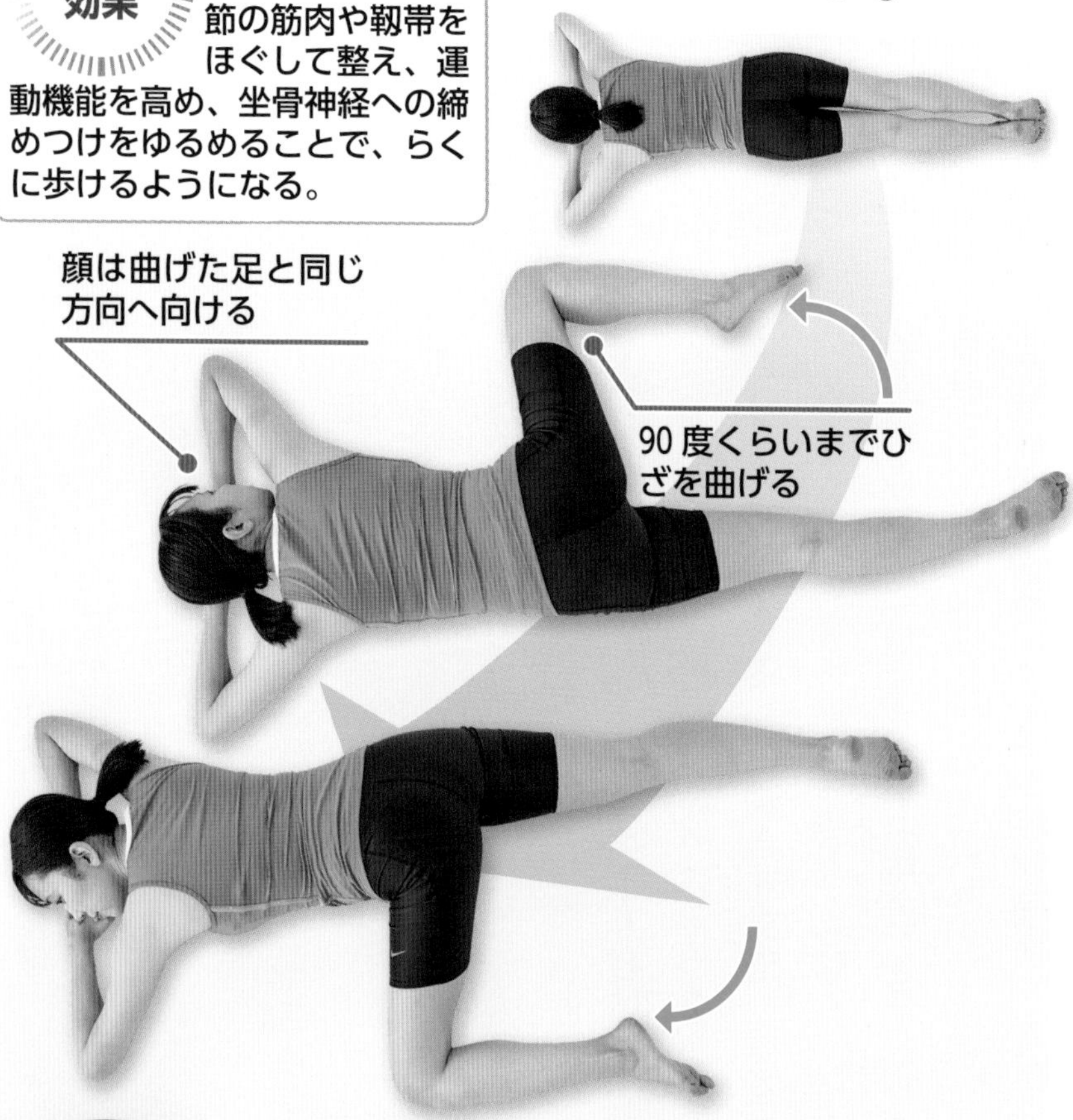
顔は曲げた足と同じ方向へ向ける
90度くらいまでひざを曲げる

❷〜❸を5回くり返して1セットで**1分**

1日2〜3セットを目安に行う。

1. うつぶせに寝て足をまっすぐ伸ばす。両手は顔の前で重ねる。
2. 顔を右に向け、右ひざを90度くらいまで曲げて引き上げる。
3. ❶の姿勢に戻り、顔を左に向け、左ひざを90度くらいまで曲げて引き上げる。

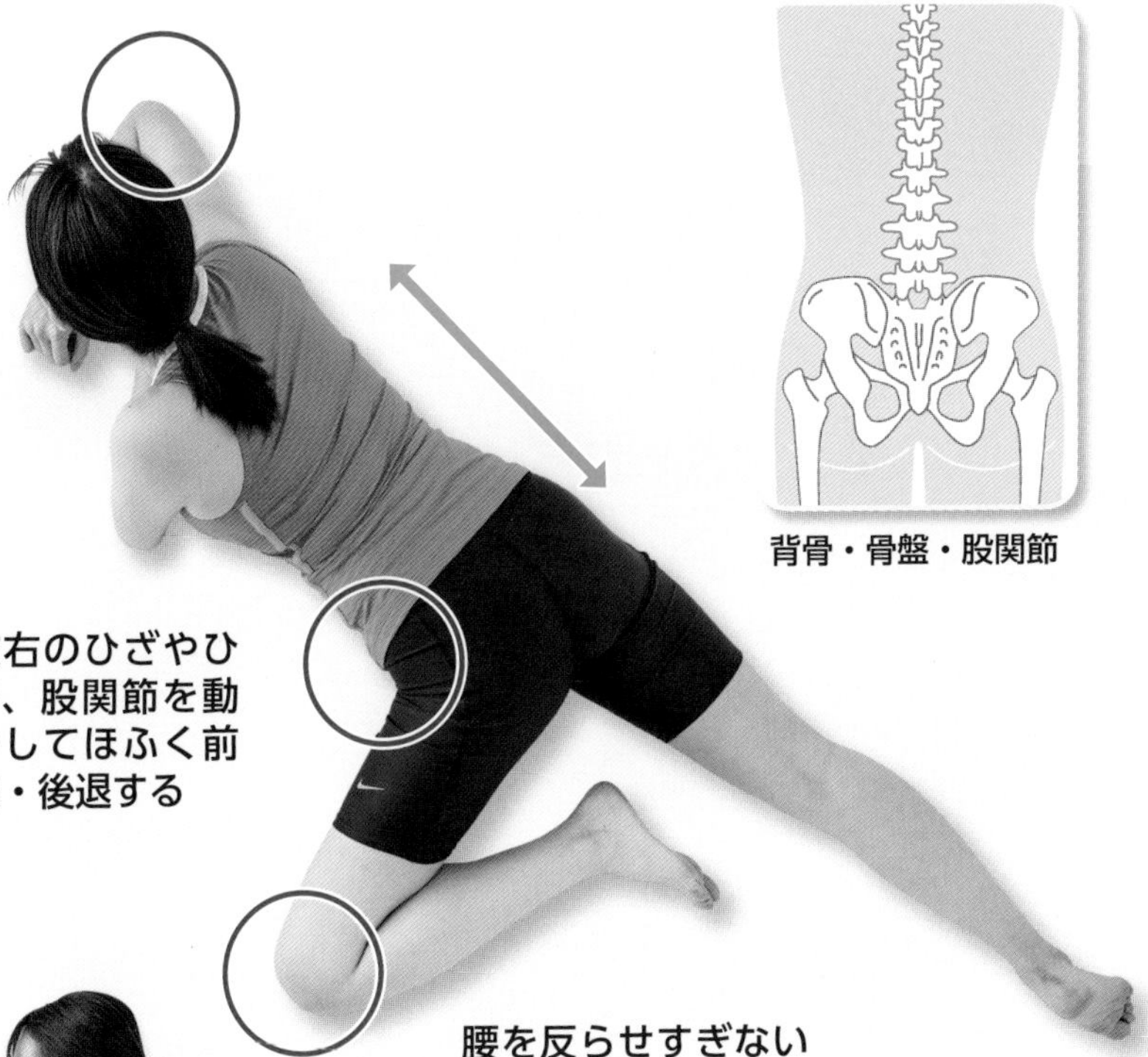
背骨・骨盤・股関節
左右のひざやひじ、股関節を動かしてほふく前進・後退する

腰を反らせすぎないよう注意する

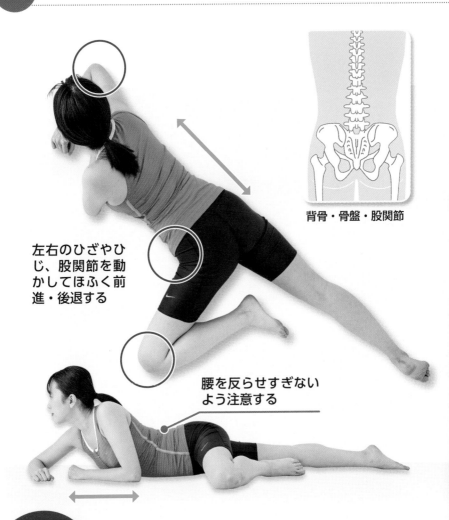

前進・後退を3回くり返して1セットで**1分**

4 ❶〜❸に慣れてきたら、❶の姿勢から顔を上げ、交互に左右のひざやひじ、股関節を動かし、3〜5歩のほふく前進をする。
続いて、同様にして3〜5歩後退する。

1日2〜3セットを目安に行う。

❶〜❸、❹は一度に何セットも行うのではなく、1日何度かに分けてくり返し行うといい。

筋肉強化　足腰の筋肉を鍛える

コーナースクワット

1セット1分

体操の効果　足腰の筋肉を鍛えることで、背骨・骨盤・股関節を正しく動かす歩き方ができるようになる。坐骨神経への締めつけをゆるめる。

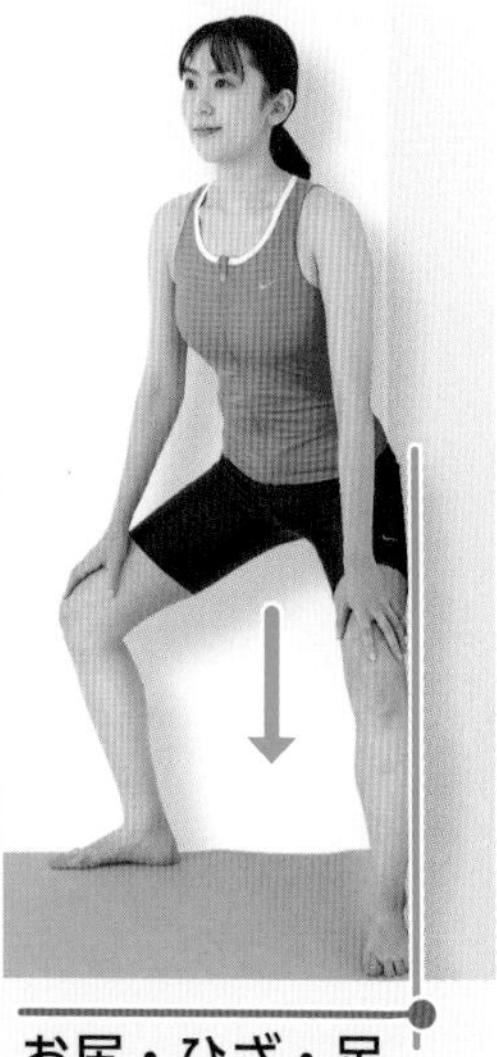

お尻・ひざ・足を壁につける

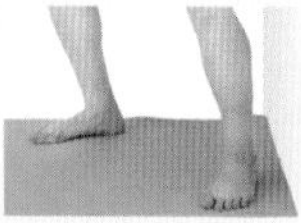

足を90度に開けない人は、足を壁から少し離す

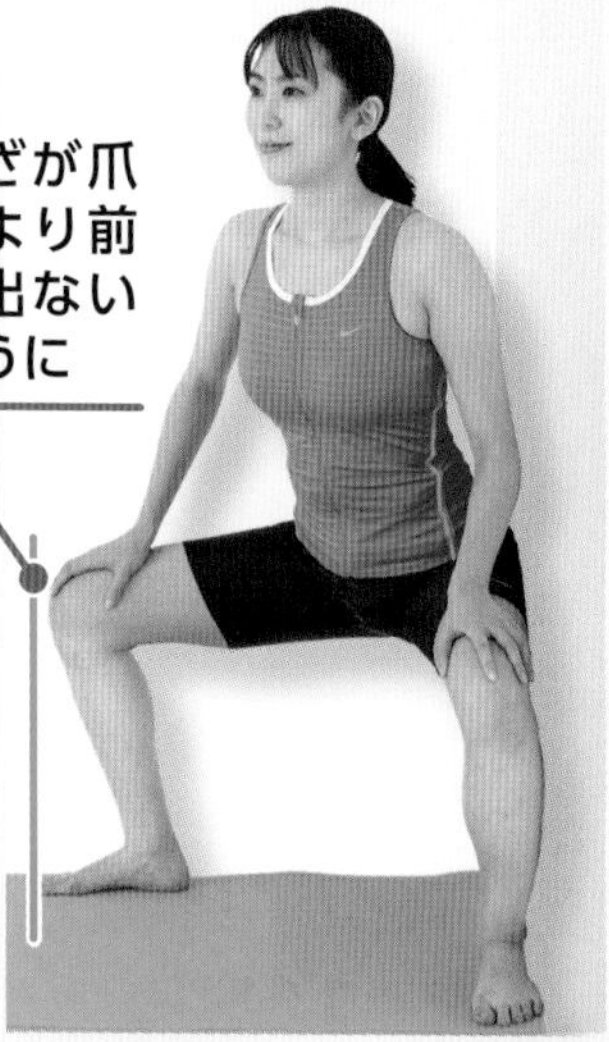

ひざが爪先より前へ出ないように

よくない例

ひざが足より内側に入っている

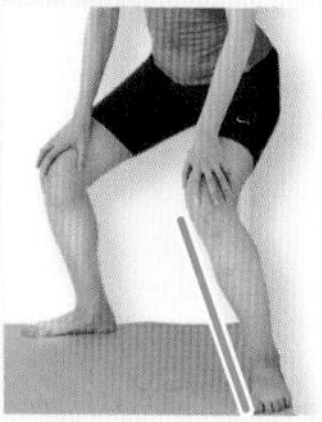

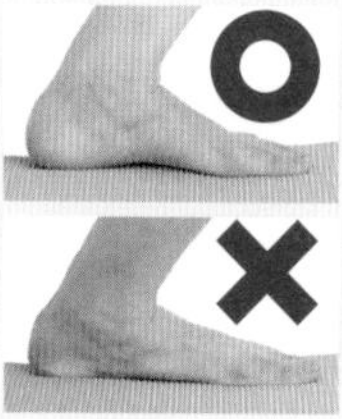

足先とひざの向きが合っていると土踏まずができる（上）
ひざが内側に入るとつぶれてしまう（下）

❶〜❸を6回くり返して1セットで**1分**

1日3〜5セットを目安に行う。

❶ 壁のコーナーを背にして立つ。両手を太ももに置き、お尻・ひざ・足を壁につける。

❷ お尻・ひざ・足を壁につけたまま、息を吐きながら、ゆっくりと腰を下ろし、5秒キープ。

❸ 息を吸いながらゆっくりと❶の姿勢に戻す。

在宅中

第7章

腰痛・足しびれがつらいときは、両足を上げて脊柱管の狭窄をゆるめる足休めポーズがよく症状がスッと和らぐ

福島県健康医療対策監
福島県立医科大学前理事長兼学長
菊地臣一

外出から帰ったさいや1日の終わりなど、足腰の痛みやしびれがつらいときは、**「足休めポーズ」**で神経をリラックスさせる時間を取りましょう。締めつけられている神経を解放させて、症状を和らげることができます。

あおむけになり、イスの座面の上に両足を乗せるポーズを取るだけですが、腰椎《ようつい》（背骨の腰の部分）が後弯《こうわん》（丸まること）して脊柱管《せきちゅうかん》が広がるため、坐骨《ざこつ》神経への締めつけをゆるめることができます。また、足腰の筋肉の緊張をほぐし、上体を起こしている間に下肢《かし》にたまった血液を巡らせて腰や背中まわりの血流がよくなるので、傷んだ神経の回復を促す効果も期待できます。

さらに、体の力を抜いてリラックスすることで、心理的ストレスを解きほぐすこともできます。

30分ほどを目安に、音楽を聴いたり、読書をしたりしながら行うと効果的ですが、足腰を休めて脊柱管の狭窄《きょうさく》を広げることが目的なので、それ以上長く行ってもかまいません。

ときどき足首を動かしたり、両ひざを抱えたりすると、よりいっそう効果が高まります。

在宅中　腰痛・足しびれが和らぐ

足休めポーズ

効果　腰椎を丸めて、脊柱管を広げることで、神経への締めつけをゆるめる。足腰の筋肉の緊張をほぐし、腰周辺の血流をよくする。全身をリラックスさせて心理的ストレスを解く。

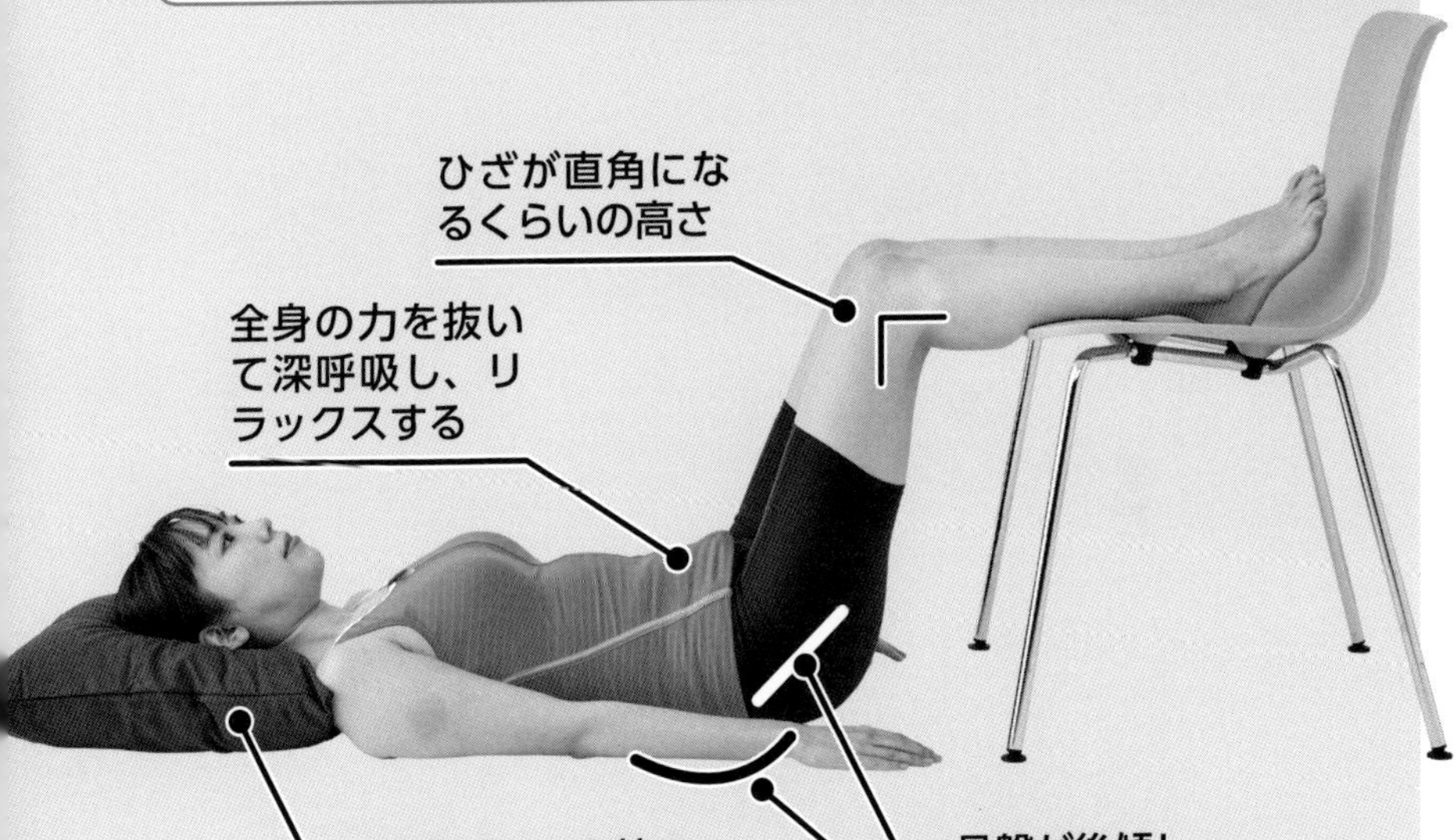
ひざが直角になるくらいの高さ
全身の力を抜いて深呼吸し、リラックスする
クッションや枕で頭を高くする
骨盤が後傾し、腰椎が丸まる

1回
30分
で1セット

1日1～2セットを目安に行う。

あおむけになり、両足をイスの上に乗せる（ひざが直角になるくらいの高さになるよう、イスの上や体の下にバスタオルや座布団などを置いて調整する）。
深呼吸して、30分ほどを目安に神経をリラックスさせる。

効力アップ法

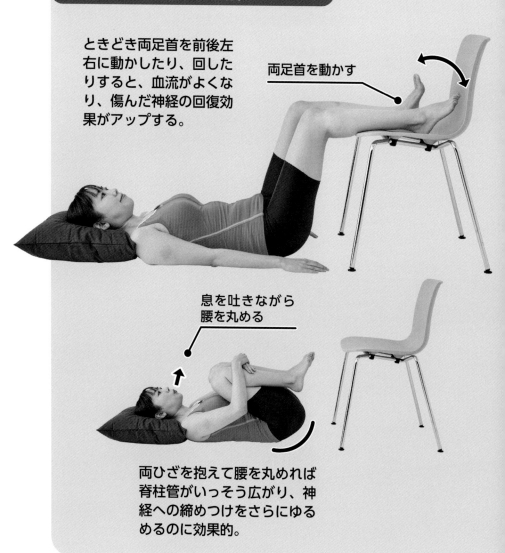

ときどき両足首を前後左右に動かしたり、回したりすると、血流がよくなり、傷んだ神経の回復効果がアップする。

両ひざを抱えて腰を丸めれば脊柱管がいっそう広がり、神経への締めつけをさらにゆるめるのに効果的。

睡眠中

第8章

夜寝るときは寝返りを打ちやすい適切な硬さの布団で行うひざ下枕睡眠がよく、足腰の激痛が防げてぐっすり

福島県健康医療対策監
福島県立医科大学前理事長兼学長
菊地臣一

「腰部脊柱管狭窄《せきちゅうかんきょうさく》による足腰の痛みを和らげる、理想的な寝具は？」という質問を受けることがよくあります。しかし、この質問に科学的に答えるのは難しいことです。枕や布団、マットレスなどの寝具のよしあしは使う人自身が評価する以外にはなく、それを数値に置き換えて、他人と比較するのは困難だからです。

ただ、一般的な「睡眠時に大切な寝具の条件」はあります。それは、「**寝返りを打ちやすいこと**」です。

そもそも、私たちはなぜ寝返りを打つのでしょうか？

もし一度も寝返りせず、ずっと同じ姿勢で眠っていたら、布団と接する部位が圧迫されて血流が悪くなったり、特定の部位に力がかかって痛みが生じたりすることでしょう。無意識に寝返りを打つのは、血液やリンパ液が滞りなく流れるようにして、起きている間にこり固まった筋肉や靱帯《じんたい》をほぐし、関節の並びを整える、体の自然なしくみなのです。**適度に寝返りを打ちながら眠ることで、無意識のうちに疲労を除いたりゆがみを整えたりして体をリセットしているわけです。**

ただ、脊柱管狭窄の人は、痛みのために寝返りしにくかったり、寝つけなかったりして、深く、質のいい睡眠を取るのが難しい場合が少なくありません。

したがって、脊柱管狭窄の症状を和らげてぐっすり眠るためには、「寝返りを打ちやすい適切な硬さの布団」を使うことと、「**入眠姿勢（眠りに就くときの姿勢）を工夫する**」ことが大切です。

一般に、軟らかすぎる布団よりは、**硬めの布団**のほうが寝返りを打ちやすいですが、「適切な硬さ」は、本人が実際に寝てみないとわかりません。実際に横になってあおむけや横向きなどいろいろな姿勢を試し、寝返りを打ちやすく、快適だと感じるものを選んでください。可能なら枕も使って、実際に眠るつもりで試しましょう。

寝具が決まったら、入眠姿勢として、「**ひざ下枕睡眠**」を試してみてください。あおむけに寝て、クッションなどをひざ下に入れて眠る方法です。こうすると、**骨盤が後傾して腰椎《ようつい》の反りが弱まり、脊柱管が広がって、神経への締めつけを和らげることができます**。横向き寝がいいという人は、腰を丸めた姿勢を取り、足の間にクッションなどを挟むといいでしょう。

腰を反らすと脊柱管が狭窄しやすくなるので、寝る姿勢はあおむけか横向きがおすすめですが、うつぶせがいいという人は、おなかの下にクッションなどを入れると、腰椎の反りが弱まり、らくに眠りに就くことができます。

ひざ下枕睡眠

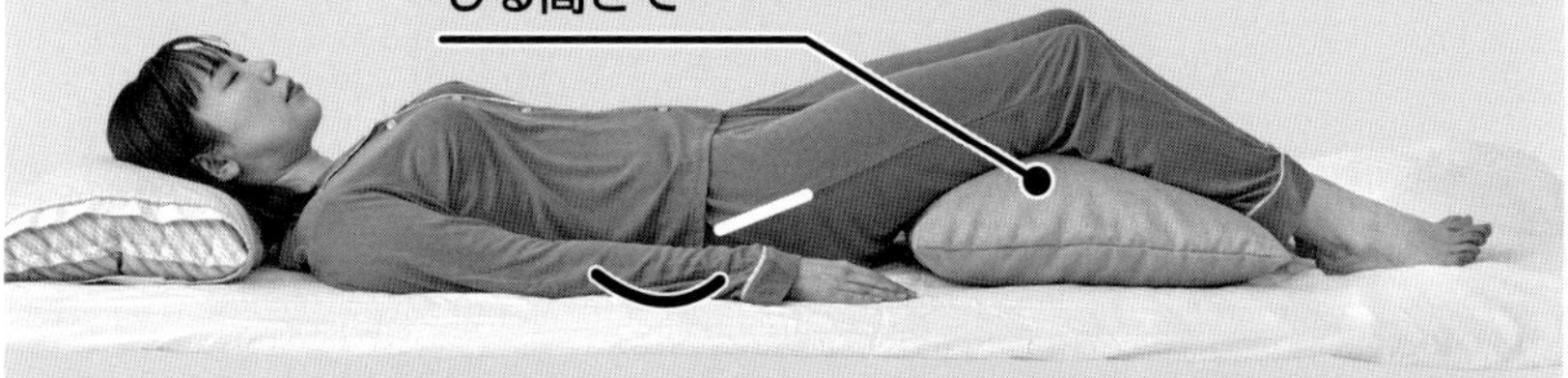
自分が快適と感
じる高さで

あおむけの場合

ひざの下にクッション（二つ折りの座布団、丸めたバスタオルでもいい）を入れる。腰椎の反りが弱まって脊柱管が広がり、神経への締めつけを和らげることができる。

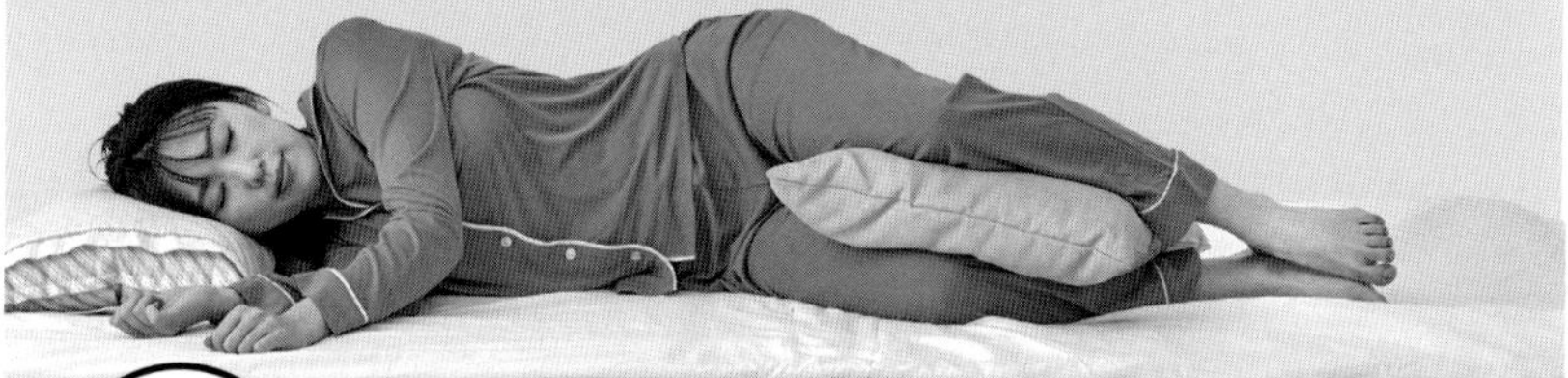

横向きの場合

腰を丸め、足の間にクッションなどを入れる。頭が下がらないよう枕を使うといい。

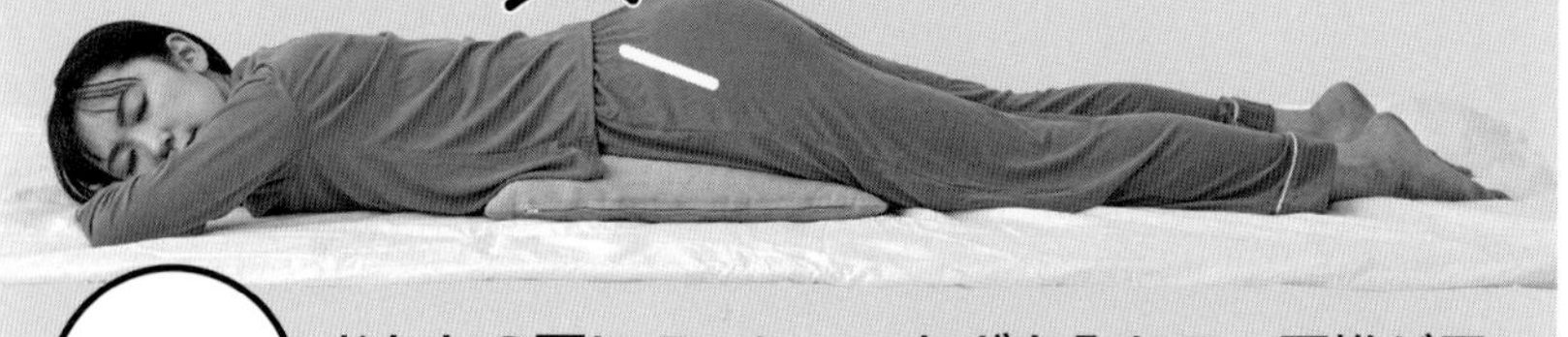

うつぶせの場合

おなかの下にクッションなどを入れる。腰椎が反りがちなうつぶせ寝でも脊柱管の狭窄を防げる。

自力ケア

第9章

間欠性跛行・腰痛・ふくらはぎ痛・足裏しびれがつらいときてきめんに効く 最新 症状別速効自力ケア

アレックス脊椎クリニック院長
吉原　潔

【間欠性跛行】があっても長く歩ける「もも上げ歩き」

腰部脊柱管狭窄《せきちゅうかんきょうさく》症の悪化を防ぎ、日常生活を支障なく送るためには、体を動かすことが重要です。中でもウォーキングは、手軽にでき、足腰の筋力や柔軟性を維持するのにとてもいい運動ですが、脊柱管狭窄症の患者さんは、間欠性跛行《はこう》（こま切れにしか歩けなくなる症状）で長い距離を歩けないことが多いのがつらいところです。歩きはじめて症状が出ると、「歩けなくなるのでは」「帰れなくなるのでは」と不安になり、あまり歩かなくなってしまう人が少なくありません。

一度に歩ける距離を延ばし、症状を改善するために身につけておくべきポイントは、主に2つあります。

まず、歩き方です。脊柱管狭窄症の人は背中や腰を丸めて歩くことが多いのですが、バランスよく歩くコツは、股《こ》関節を上手に使うことです。

歩き方として「**もも上げ歩き**」と「**ダブル杖《つえ》ウォーク**」を紹介します。股関節を使って「もも上げ歩き」をすると、骨盤が適度に後傾して腰椎《ようつい》（背骨の腰の部分）が丸まるので、神経の締めつけが弱まり、痛みやしびれなどの症状が現れにくくなります。さらに、腸腰筋（太ももを引き上げるときに使う大腰筋・腸骨筋の総称）が鍛えられ、足が上がりやすくなるため、歩幅も広がり、歩ける距離を延ばす効果が期待できます。「ダブル杖ウォーク」は2本の杖を使って歩く方法です。前かがみの姿勢を取ってもバランスをくずしにくく、安定して歩けます。

２つめは、休み方です。歩行中に間欠性跛行の痛みやしびれが現れそうになったら、できるだけ早く安全な場所へ移動して立ち止まり、前かがみの姿勢で腰椎を丸め、神経を休ませることが大切です。症状が現れそうな兆候があるのに、「歩かなくては」と無理に歩きつづけてはいけません。ただつらいだけで、症状を改善する効果はありません。これをくり返すと、病状が悪化し、一度に歩ける距離がしだいに短くなってしまう恐れもあります。

１１０ページでは、休み方として「**小刻み休憩**」と、腰椎を丸めて脊柱管が最大限に広がるポーズとして「**和式座り**」を紹介しています。「小刻み休憩」は、痛みやしびれに先回りして休んでしまう作戦です。この休み方をすれば、長い距離を歩こうとして無理に頑張るよりも、トータルでは長い距離を歩けるようになるでしょう。「和式座り」は、単純な動作で腰椎を簡単に丸めることができ、その場でつらい痛みを和らげることができます。

もも上げ歩き ダブル杖ウォーク

もも上げ歩き

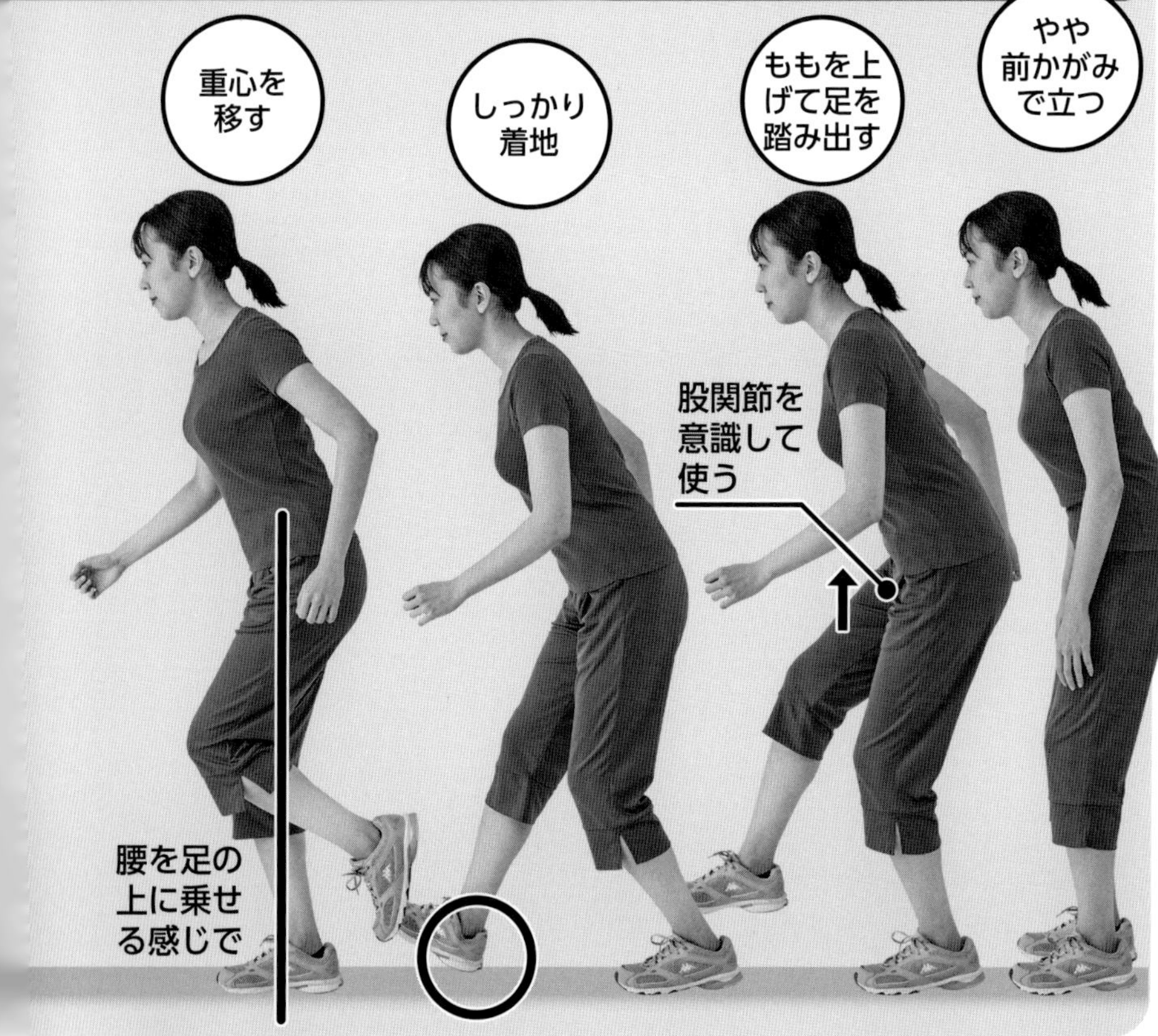

重心を移す
しっかり着地
ももを上げて足を踏み出す
やや前かがみで立つ
股関節を意識して使う
腰を足の上に乗せる感じで

❶ やや前かがみで立つ。

❷ 太ももをやや高く引き上げるように足を上げ、前へ踏み出す。このとき、股関節を動かしていることを意識する。

❸ 踏み出した足を、かかとからしっかりと着地する。

❹ 着地した足に重心を移す。

ダブル杖ウォーク

ウォーキング用の杖を２本使って歩く。

杖は、長さを調節できるもので、握りの部分がＩ字型のものがいい。
高さが自分の胸の下くらいになるように調節する。

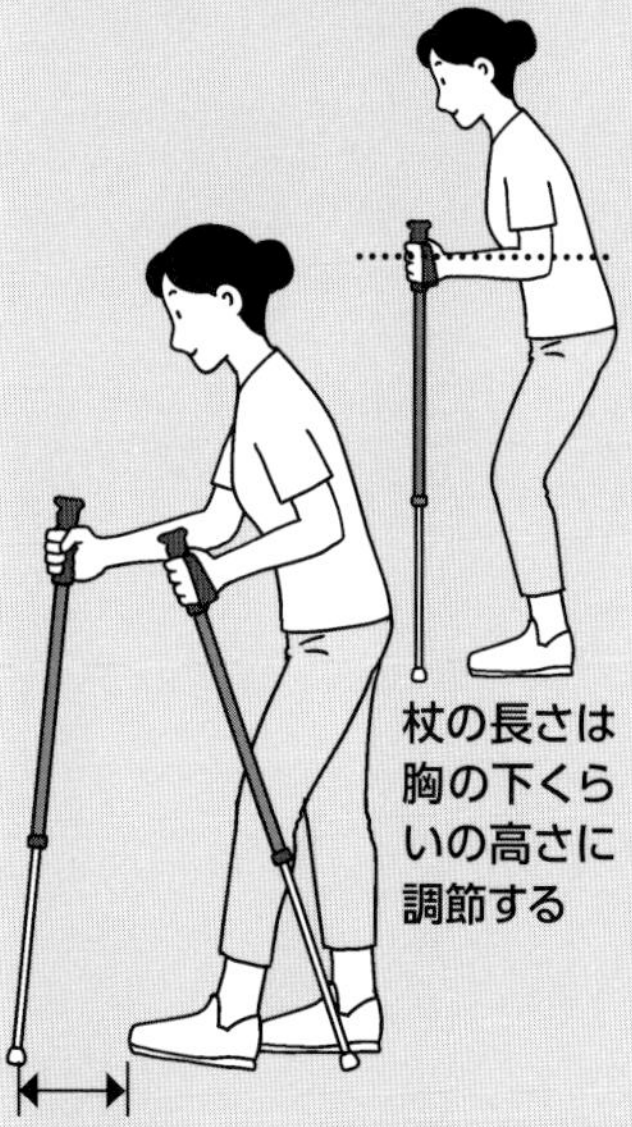
杖の長さは胸の下くらいの高さに調節する
約20センチ

痛みやしびれが現れそうになったら、前かがみになり、杖を爪先の20センチほど前につくようにして歩く。
痛みがないときは杖を体の横について歩く。

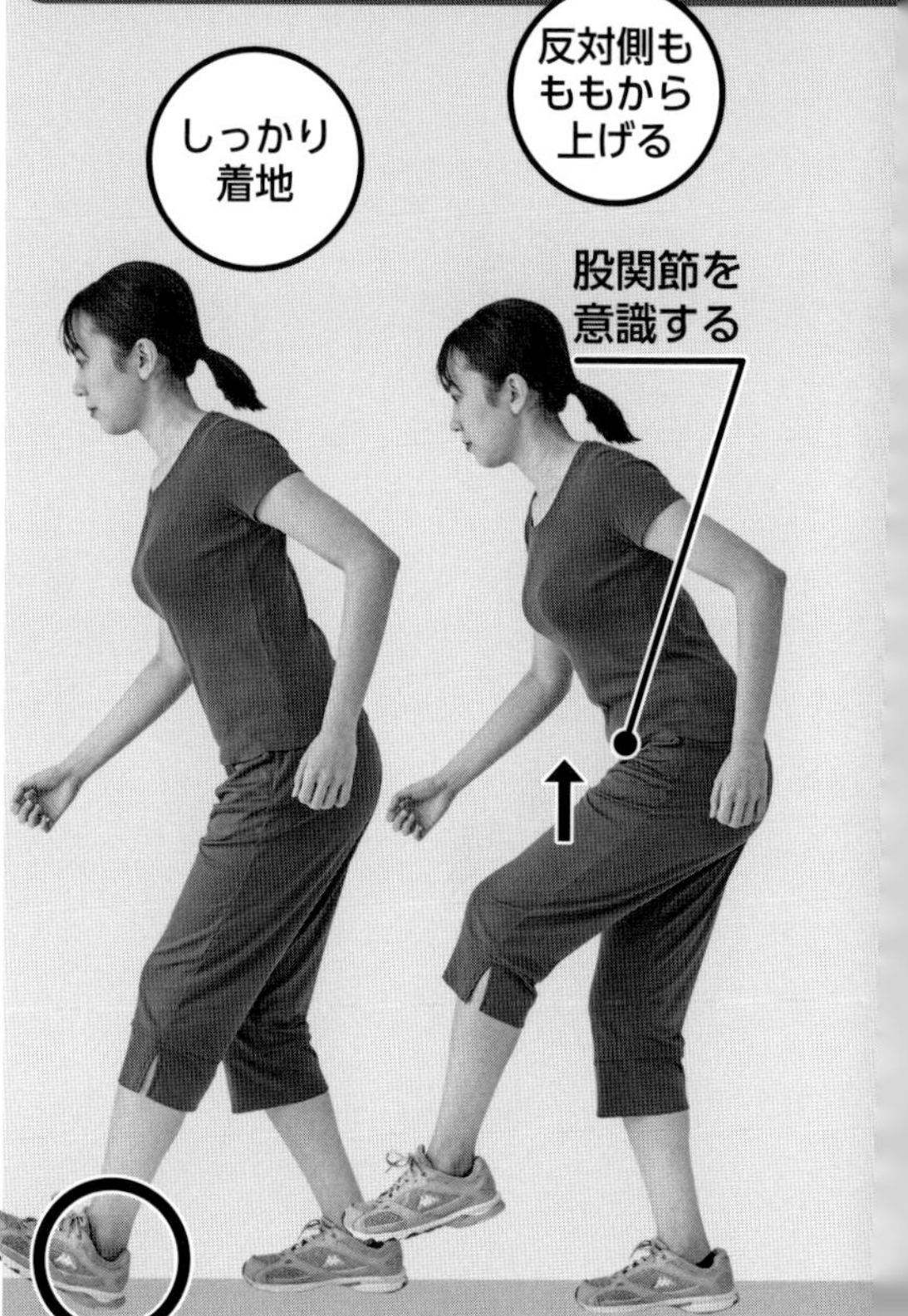
しっかり着地
反対側もももから上げる
股関節を意識する

❺ 反対側の足も同様に、太ももをやや高く引き上げて足を踏み出す。股関節の動きを意識する。

❻ 踏み出した足を、かかとからしっかりと着地する。

小刻み休憩

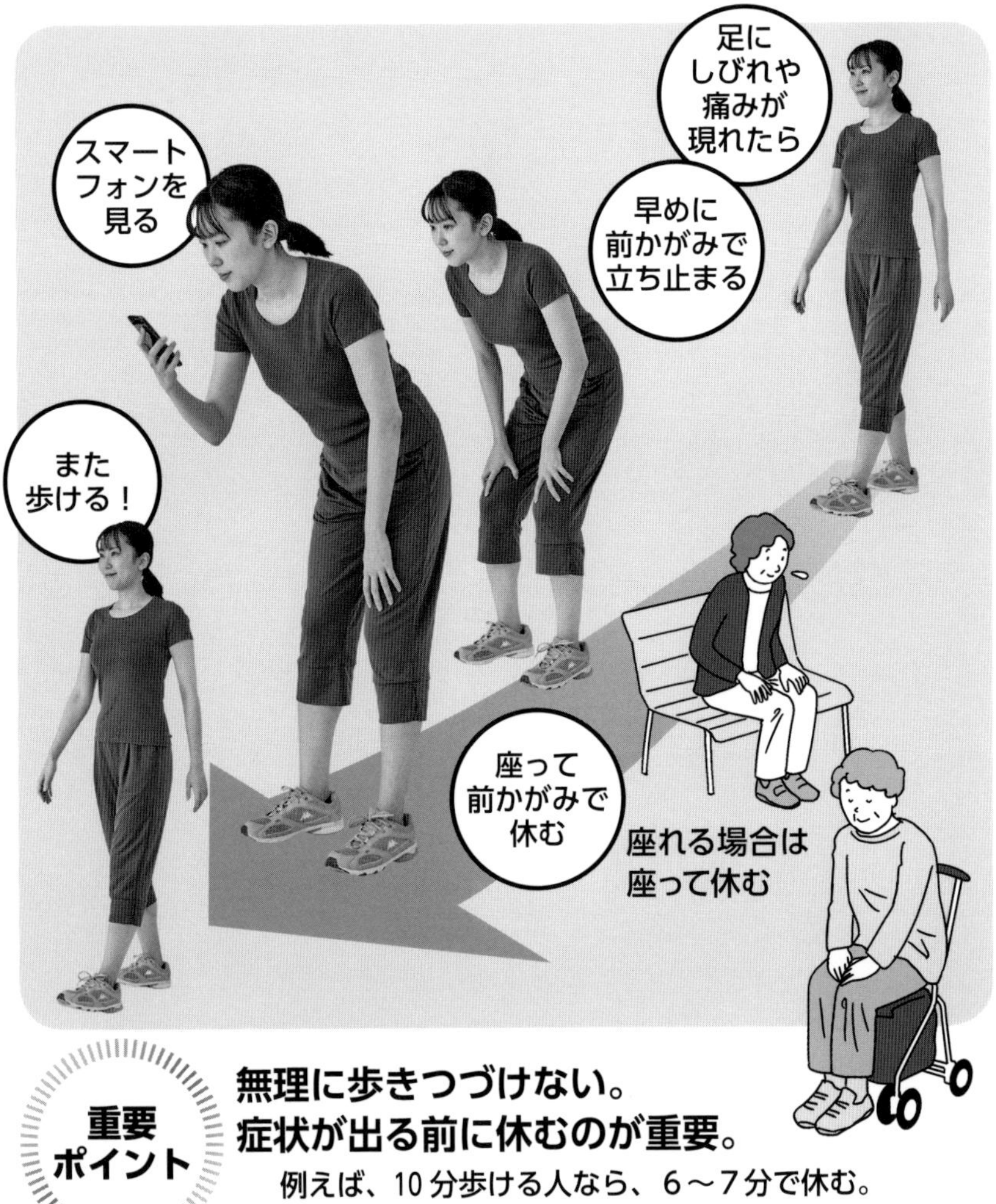
足に
しびれや
痛みが
現れたら
早めに
前かがみで
立ち止まる
スマート
フォンを
見る
また
歩ける！
座って
前かがみで
休む
座れる場合は
座って休む

重要ポイント

無理に歩きつづけない。
症状が出る前に休むのが重要。

例えば、10分歩ける人なら、6～7分で休む。
「症状が出そうだな」と思った時点で休む。

【休み方】

- ひざに手を置いて前かがみになる。
- 前かがみの姿勢でスマートフォンや携帯電話を見る。
- ベンチやシルバーカートに腰かけて休む。　など。

間欠性跛行 ❸腰を丸めて休憩し痛みを軽減！

和式座り

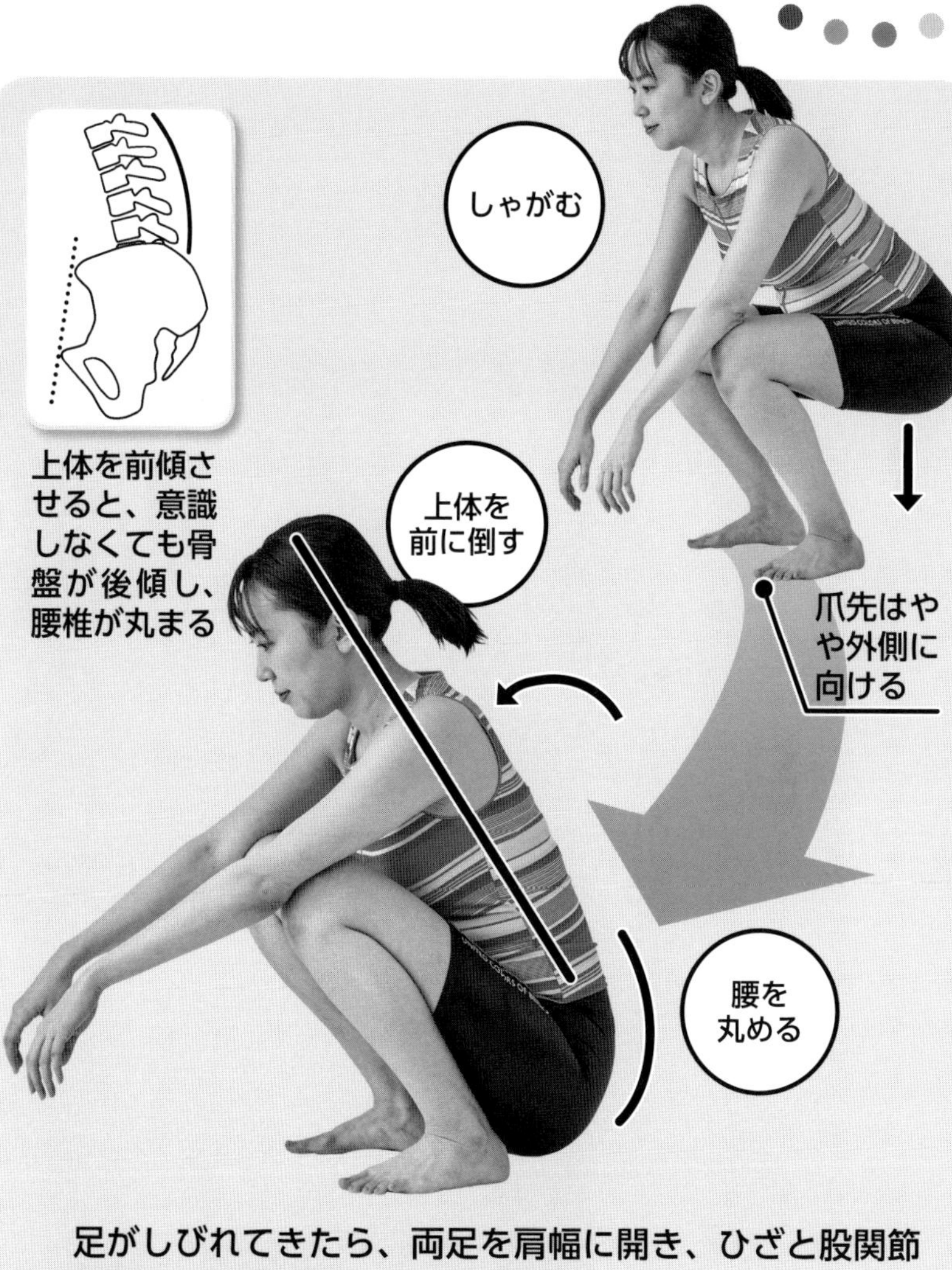
しゃがむ
上体を前に倒す
爪先はやや外側に向ける
腰を丸める

上体を前傾させると、意識しなくても骨盤が後傾し、腰椎が丸まる

足がしびれてきたら、両足を肩幅に開き、ひざと股関節を曲げて、お尻を落としてしゃがむ。

おなかを引っ込めながらゆっくりと上体を前に倒し、腰を丸めて１分ほど休む。

症状が和らいだら、ゆっくりと立ち上がる。

【腰痛】が軽くなる股関節の使い方「そけい部たたみ」

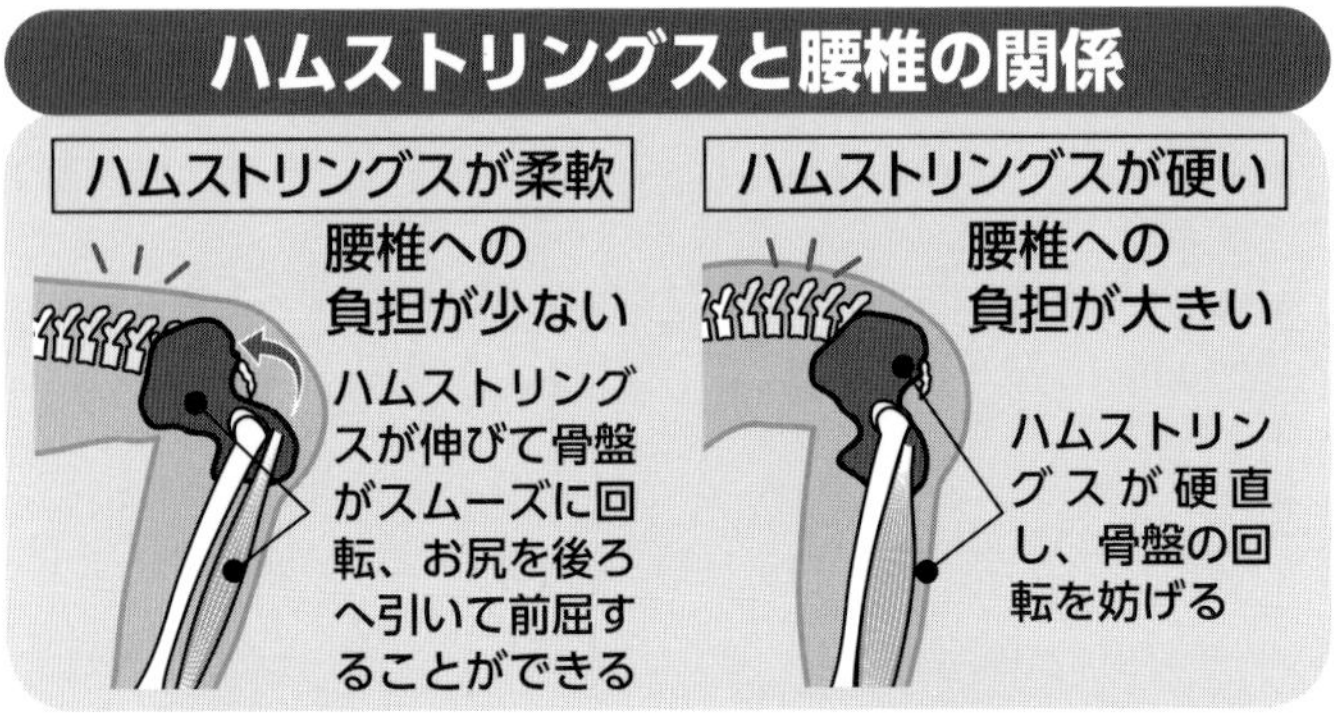
ハムストリングスと腰椎の関係
ハムストリングスが柔軟
腰椎への負担が少ない
ハムストリングスが伸びて骨盤がスムーズに回転、お尻を後ろへ引いて前屈することができる
ハムストリングスが硬い
腰椎への負担が大きい
ハムストリングスが硬直し、骨盤の回転を妨げる

もも裏のハムストリングスなど太ももの筋肉が硬い人は、前かがみになるさい骨盤がスムーズに前方回転せず、腰椎《ようつい》（背骨の腰の部分）ばかりが大きく動くため、腰椎に負担がかかり、腰痛や脊柱管狭窄症《せきちゅうかんきょうさく》を招きやすいものです。このとき股関節をうまく使うと腰椎があまり動かずにすみ、腰痛が起《こ》こりにくくなり、脊柱管狭窄症の悪化を防ぐことにもつながります。

そのため、前かがみになるときに股関節を上手に動かせるようになる動作「**そけい部たたみ**」を紹介しましょう。そけい部を支点に股関節を折り曲げてお尻を後ろに突き出すようにして体を前傾させ、自然と腰に負担の少ない前屈ができます。「**開脚おじぎ**」と「**太もものばし**」で太ももの筋肉を柔軟にすれば、骨盤の回転がスムーズになり、さらに腰椎の負担を減らすことにつながるでしょう。

腰痛 ●股関節をうまく使う

そけい部たたみ

1セット1分

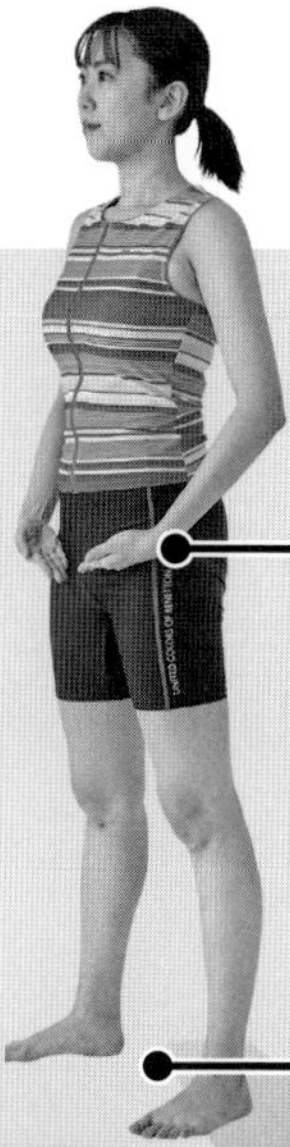
そけい部に手を当てて股関節を意識する
肩幅に開く

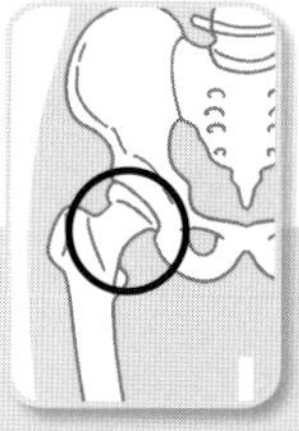
股関節

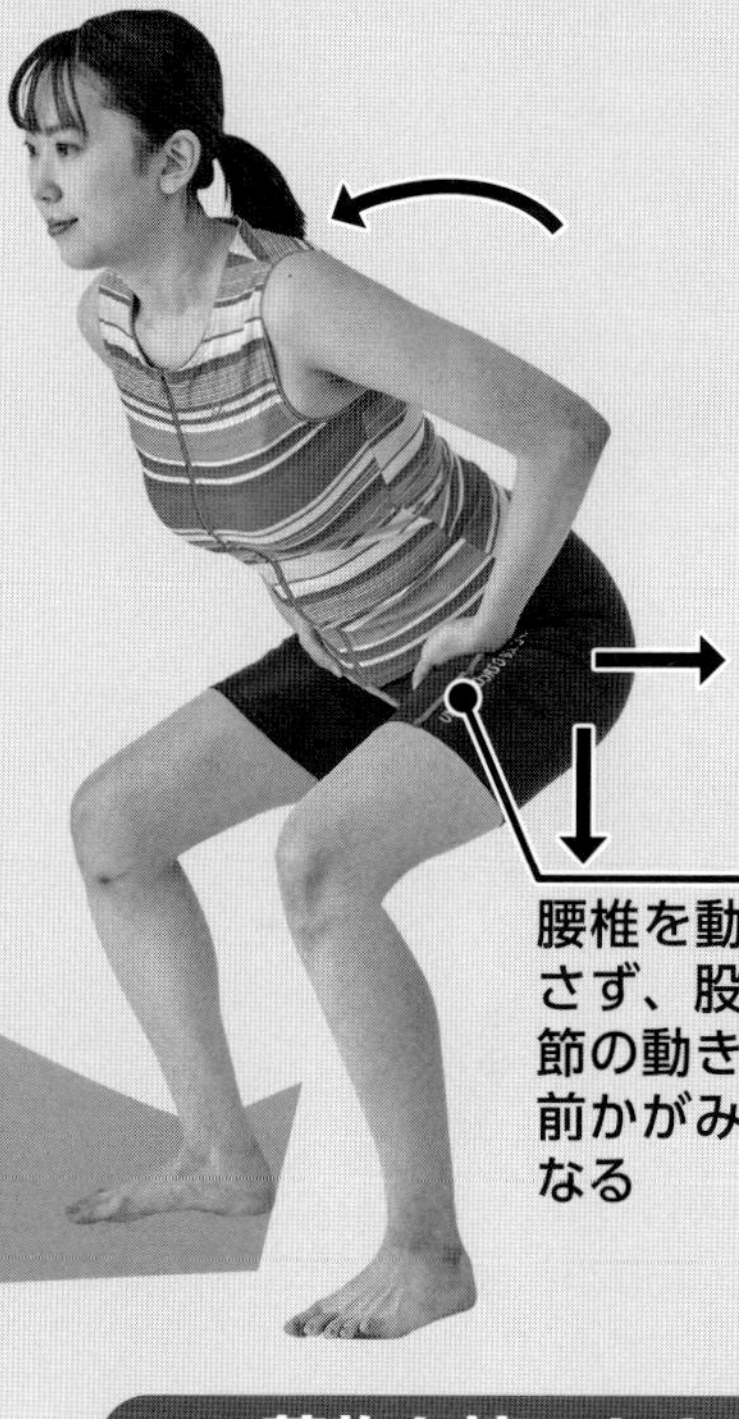
腰椎を動かさず、股関節の動きで前かがみになる

❷を6回くり返して1セットで1分

1日2セットを目安に行う。

荷物を持つとき

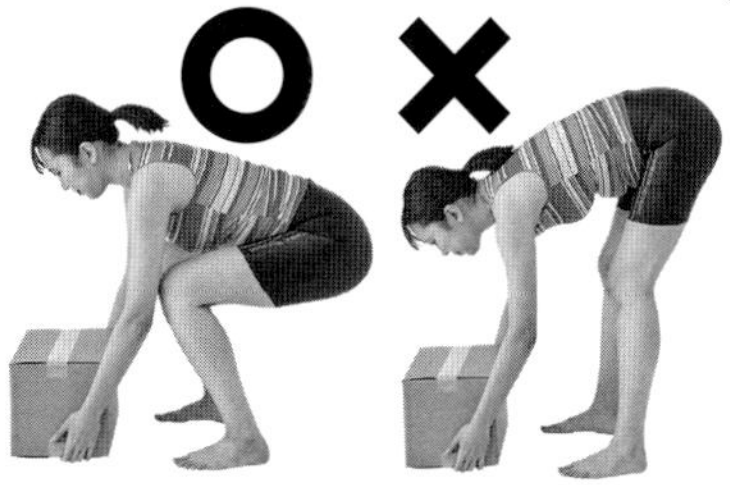
○
×

荷物を持つために前屈するときは、特に腰椎を傷めやすいので、そけい部たたみを心がけること。腰を丸めただけの姿勢はNG。

❶ 両足を肩幅に開き、そけい部を意識して立つ。手のひらを上に向け、小指側をそけい部に当てるといい。

❷ お尻を突き出すようにしながら、ひざが直角になるところまで、5秒かけて股関節から体を曲げ、5秒かけて立つ。

開脚おじぎ

1セット1分

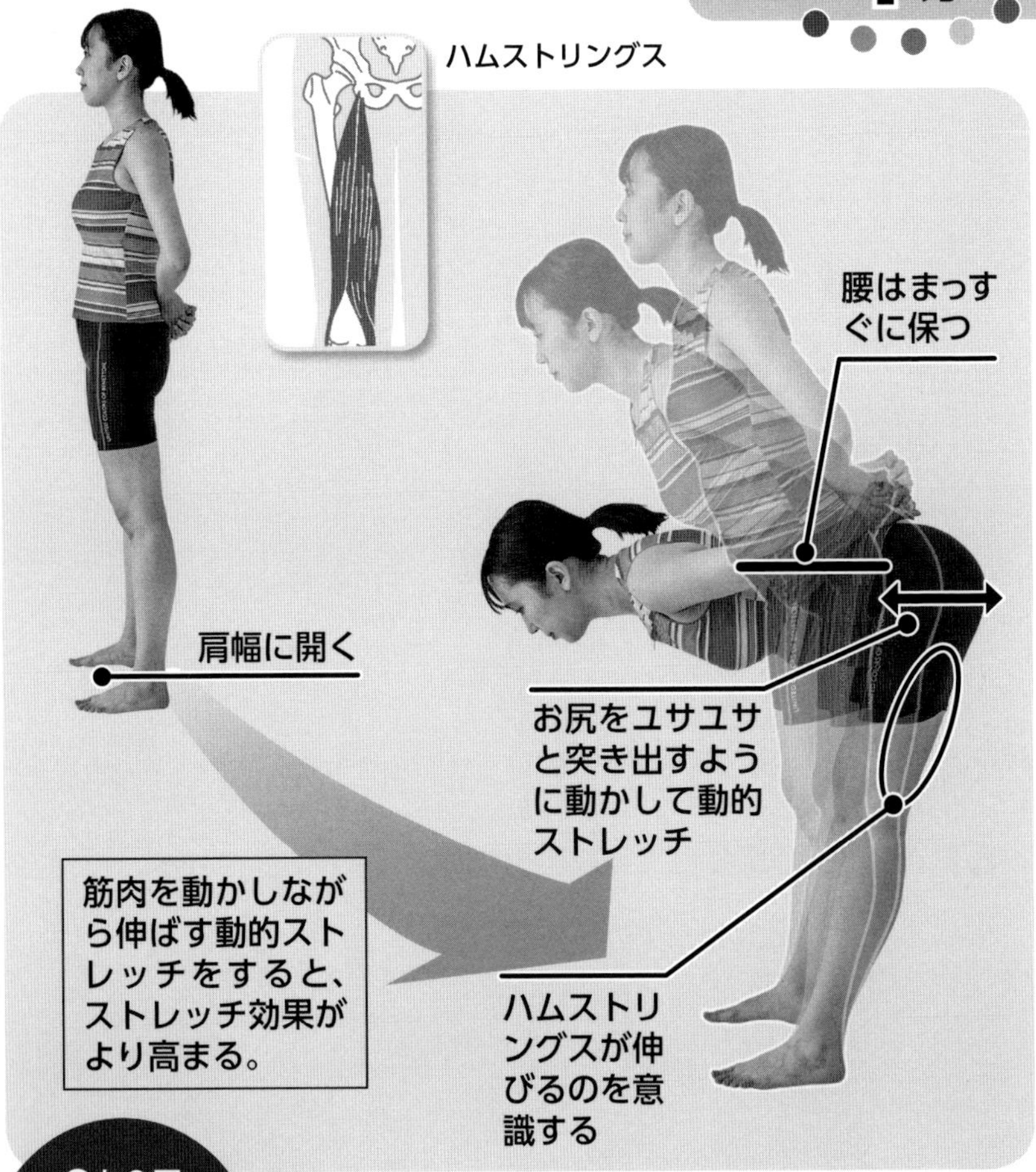

ハムストリングス
肩幅に開く
腰はまっすぐに保つ
お尻をユサユサと突き出すように動かして動的ストレッチ
ハムストリングスが伸びるのを意識する

筋肉を動かしながら伸ばす動的ストレッチをすると、ストレッチ効果がより高まる。

❷を3回くり返して1セットで1分

1日2〜3セットを目安に行う。

❶ 両足を肩幅に開き、両手を腰で組む。顔はまっすぐ前に向ける。

❷ 腰をまっすぐに保ったまま、股関節を曲げて、お尻を後ろに突き出す。自然と上体が前に倒れる。
ひざを伸ばしたまま、お尻をユサユサと突き出すように10秒動かす（動的ストレッチ）。

腰痛 ●太もも前面の筋肉を柔軟にする

太もものばし

1セット1分

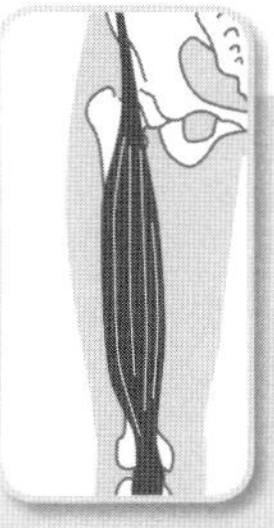
大腿直筋

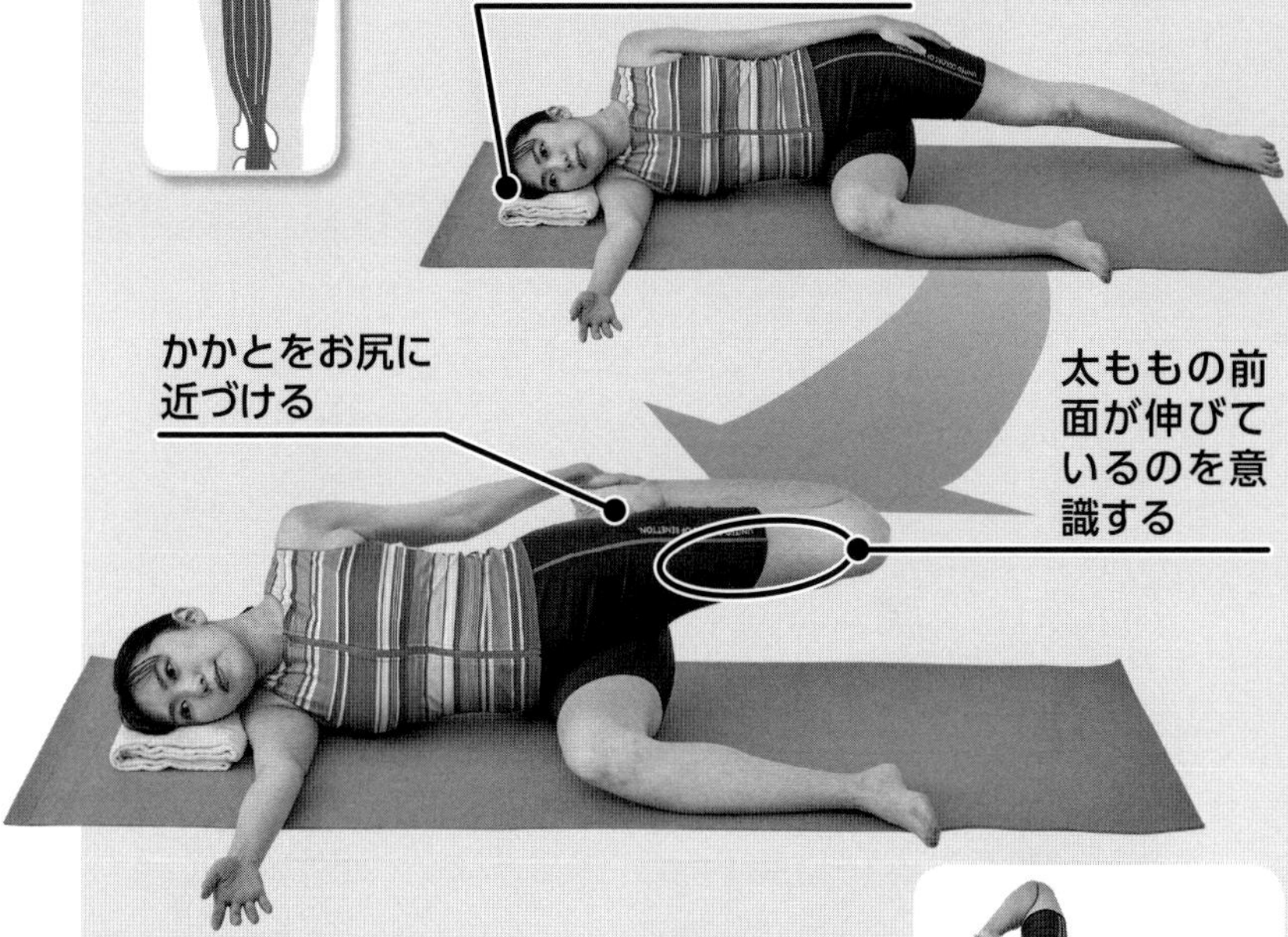
頭の下にたたんだタオル
などを敷くといい
かかとをお尻に
近づける
太ももの前
面が伸びて
いるのを意
識する

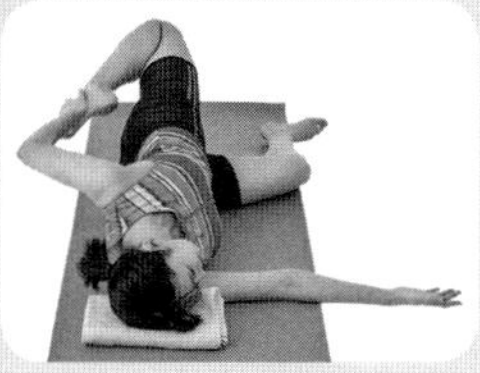
頭側から見たところ

❶〜❷を左右行って1セットで1分

1日2〜3セットを目安に行う。

❶ 横向きに寝て下側のひざを曲げ、下側の腕は前へ伸ばす。

❷ 上側の足の足首を上側の手で持ち、かかとをお尻に近づけるように引っぱる。太ももの前面を伸ばし、20〜30秒間キープ。

❸ 左右を入れ替えて同様に行う。

【お尻・太もものしびれ痛】を和らげる「あぐらひざ抱え」

腰部脊柱管狭窄《せきちゅうかんきょうさく》症でお尻《しり》や太ももに痛みが出てつらいときは、お尻《しり》・太ももの筋肉や靭帯《じんたい》（骨と骨をつなぐ線維組織）をストレッチして柔軟にしましょう。

お尻や太ももには大殿筋、ハムストリングス（骨盤とひざ関節をつなぐ太もも裏の大腿二頭筋《だいたいにとうきん》、半腱様筋《はんけんようきん》、半膜様筋《はんまくようきん》の総称）などの大きな筋肉があります。これらの筋肉や靭帯が少し柔軟になるだけで、背骨や骨盤の動きが格段によくなり、症状の感じ方や病状が大きく変わるのを実感できるはずです。ほかの体操をするときも、体の動かし方がスムーズになり、効果が違ってきます。

ここで紹介するのは、大殿筋を伸ばす「**あぐらひざ抱え**」と、お尻から下肢《かし》全体の裏側を伸ばせる「**足裏ひざ抱え**」、筋肉をほぐす「**テニスボールマッサージ**」です。ストレッチをするときは、写真のポーズをただまねするだけでなく、どの筋肉を伸ばしているかをしっかり意識しながら行うと、いっそう効果が増します。テニスボールマッサージで血流をよくし、蓄積された発痛物質を押し流せば、つらい症状の緩和に大いに役立ちます。

殿部・太もも痛 ●大殿筋を柔軟にする

あぐらひざ抱え

1セット1分

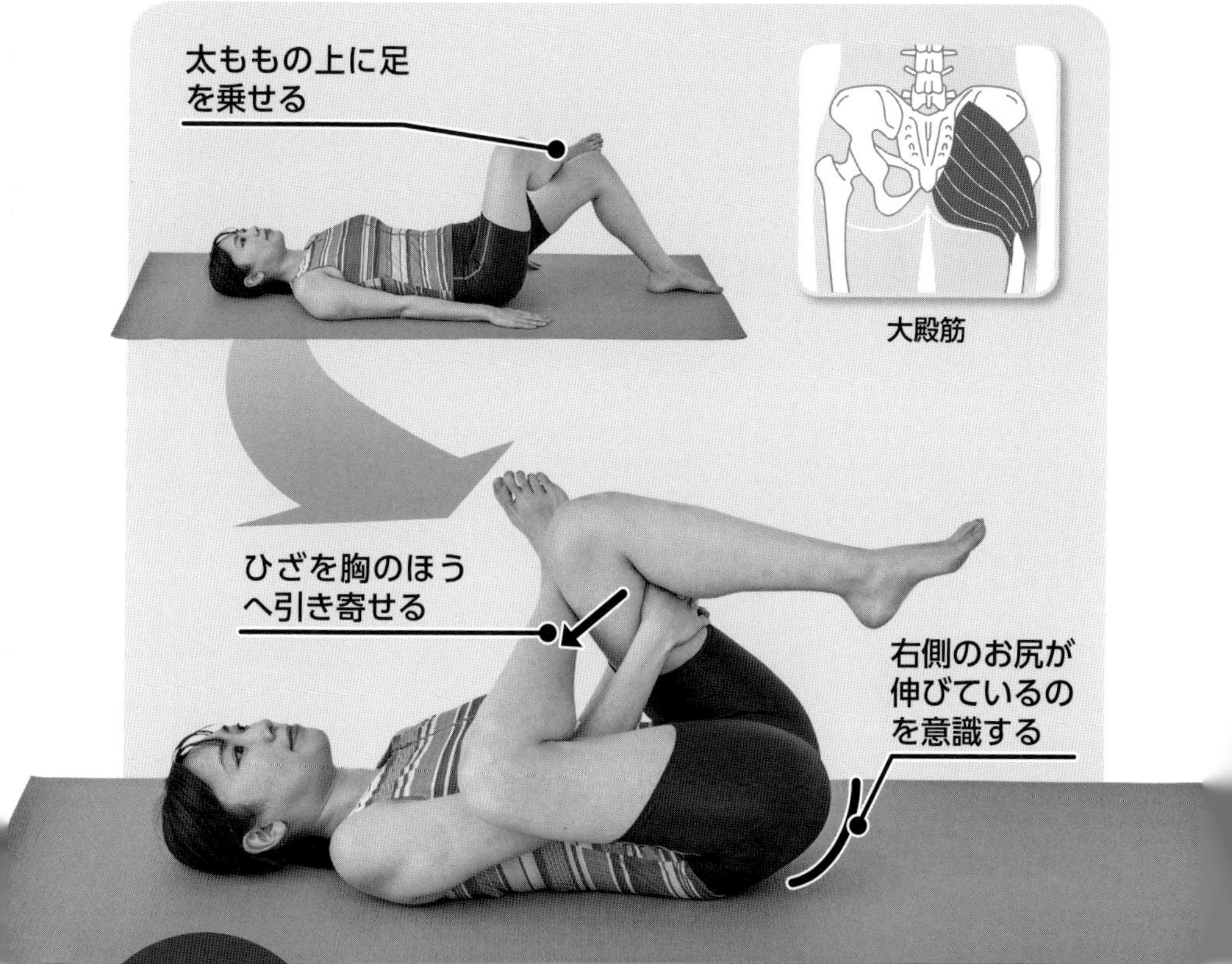
太ももの上に足を乗せる
ひざを胸のほうへ引き寄せる
右側のお尻が伸びているのを意識する

大殿筋

❶〜❷を左右行って1セットで1分

1日2〜3セットを目安に行う。

❶ あおむけに寝て両ひざを立て、あぐらのように右足を左足の太ももの上に乗せる。

❷ 左足の太ももの裏側に両手を回して左足のひざを胸のほうへ引き寄せ、20〜 30秒間キープ。

❸ 左右を入れ替えて同様に行う。

足裏ひざ抱え

1セット**1**分

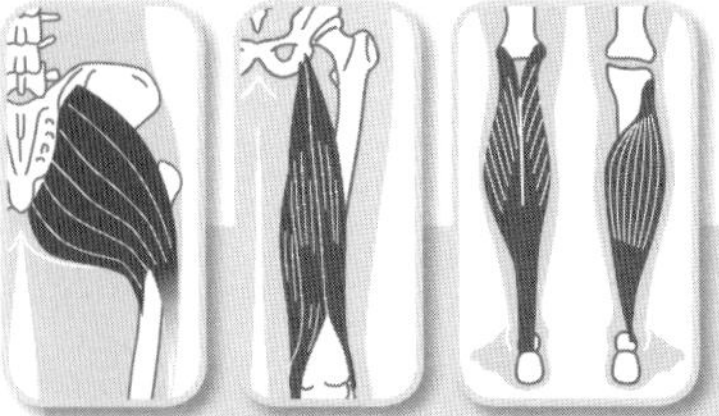

大殿筋　ハムストリングス　腓腹筋 ヒラメ筋

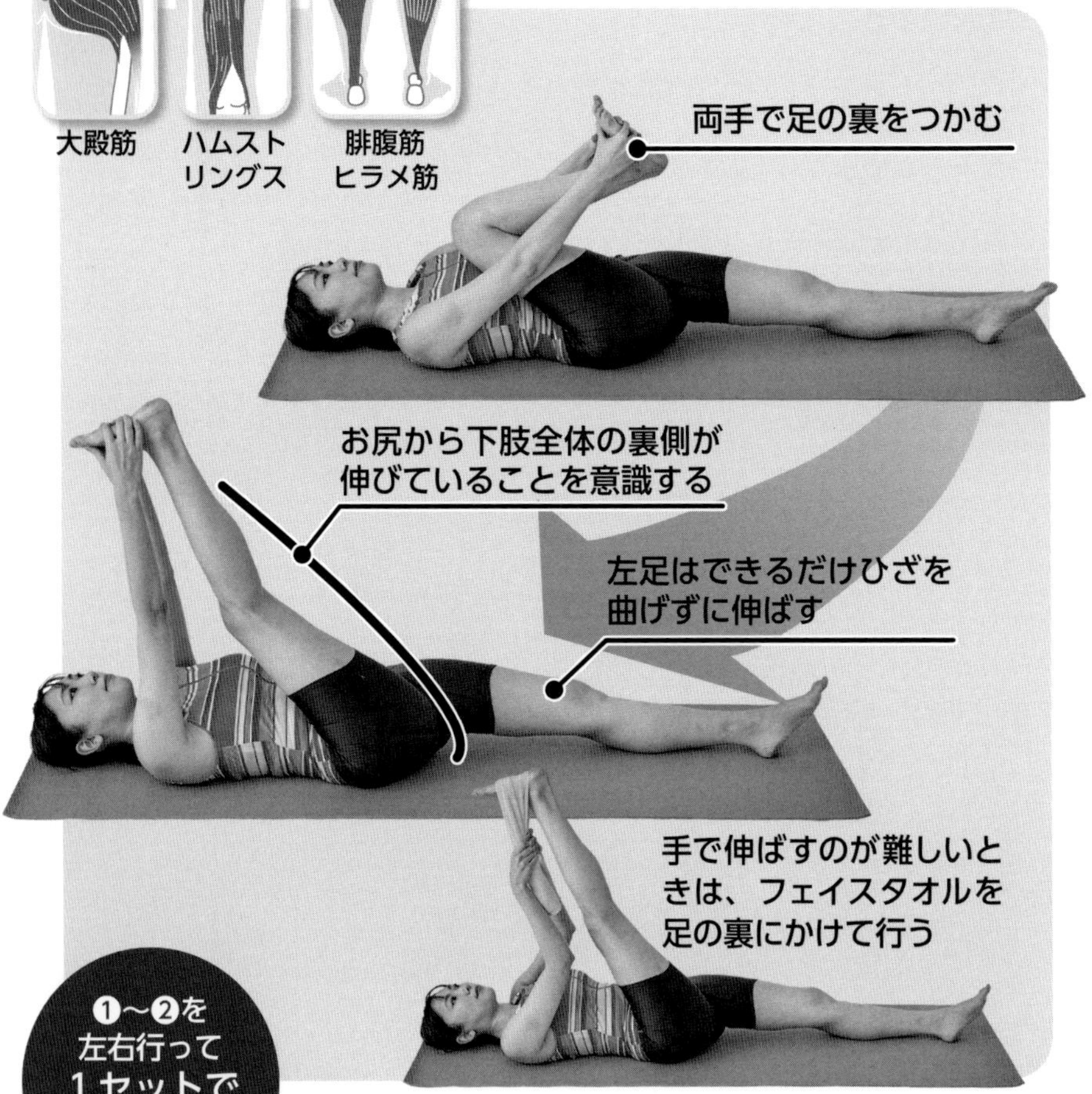
両手で足の裏をつかむ
お尻から下肢全体の裏側が伸びていることを意識する
左足はできるだけひざを曲げずに伸ばす
手で伸ばすのが難しいときは、フェイスタオルを足の裏にかけて行う

❶～❷を左右行って1セットで**1分**

1日2～3セットを目安に行う。

❶ あおむけに寝て右足を曲げて上に上げ、両手で足の裏をつかむ。

❷ 足裏をつかんだまま、伸ばせるところまでひざを伸ばし、20～30秒間キープ。

❸ 左右を入れ替えて同様に行う。

テニスボールマッサージ

床に置いたボールの上に寝る
気持ちいいと思うところを探す
手でボールを転がすと力の加減ができる

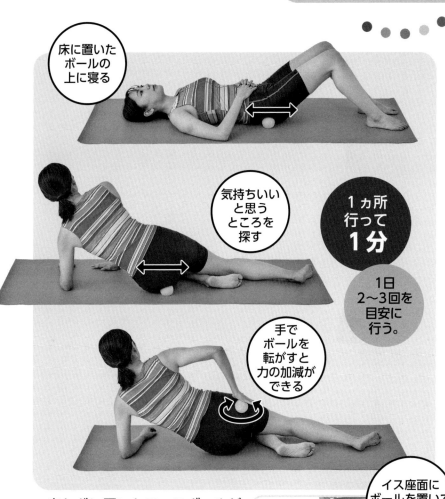

1ヵ所行って1分

1日2〜3回を目安に行う。

床などに置いたテニスボールが痛む部分に当たるようにして、体を動かし、気持ちよく感じる部分を探してマッサージする。

体重をかけると強すぎる場合は、手でボールを転がすようにすると、力の加減ができる。

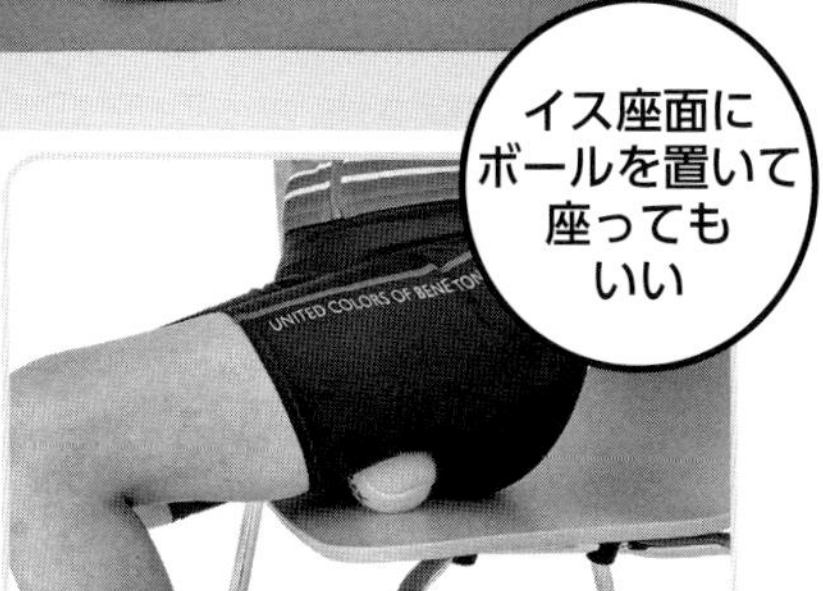
イス座面にボールを置いて座ってもいい

【ふくらはぎ痛】【こむら返り】に効く「ひざ裏のばし」

腰部脊柱管狭窄症《せきちゅうかんきょうさく》では、ふくらはぎに痛みやしびれが出るほか、**こむら返り**（ふくらはぎの筋肉がけいれんしてつる状態）が起こることがあります。これは、ふくらはぎの筋肉がこり固まっていることが原因の一つです。

ふくらはぎは「第二の心臓」といわれ、筋肉（腓腹筋《ひふくきん》・ヒラメ筋）が収縮と弛緩《しかん》をくり返すことで、下半身の血液をポンプのように心臓へ押し上げる働きをしています。

腰椎《ようつい》（背骨の腰の部分）で脊柱管の狭窄により神経が締めつけられると、神経への血流が悪くなって酸素が行き渡らなくなります。すると、痛みやしびれ、こむら返りといった症状が現れやすくなるのです。

ふくらはぎのストレッチ「**ひざ裏のばし**」で、ふくらはぎの筋肉を柔軟にし、ポンプ作用や神経の働きを回復して、痛みやしびれの軽減を図りましょう。ひざ裏を伸ばしてから足を動かす動的ストレッチをすれば、アキレス腱《けん》や太もも裏のハムストリングスという筋肉群も伸ばすことができ、より効果が高まります。

ふくらはぎ痛 ●こむら返りも防ぐ

ひざ裏のばし

1セット1分

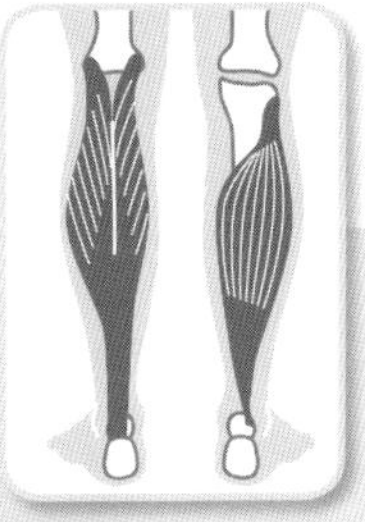

腓腹筋・ヒラメ筋

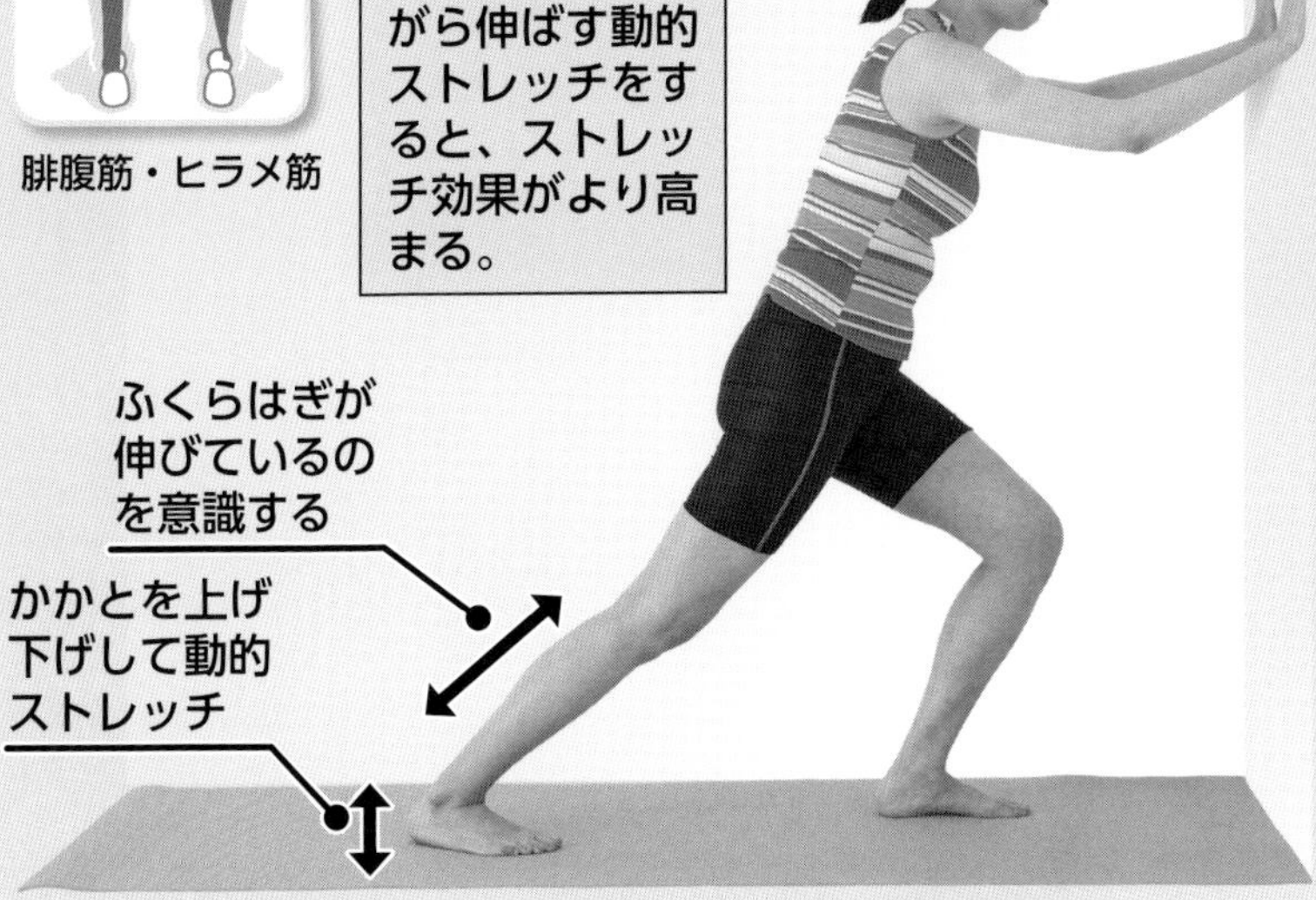
筋肉を動かしながら伸ばす動的ストレッチをすると、ストレッチ効果がより高まる。
ふくらはぎが伸びているのを意識する
かかとを上げ下げして動的ストレッチ

段差に足指をかけてかかとを上げ下げしてもいい（しっかりした手すりなどにつかまって行うこと）

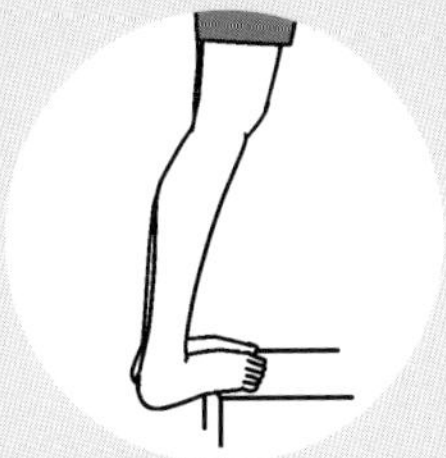

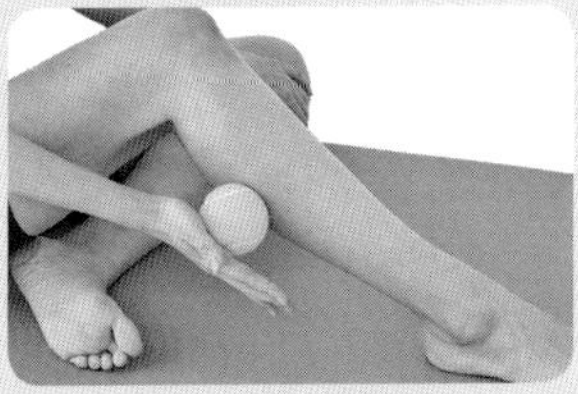

テニスボールを転がしてふくらはぎをほぐしてもいい

❶～❷を左右行って1セットで1分

❶ 壁の前に立ち、壁に両手をついて、片足を後ろに引き、ふくらはぎを伸ばす。

❷ 後ろ足のかかとを上げ下げして、動かしながら30秒間ふくらはぎのストレッチをする。

❸ 反対側の足も同様に行う。

1日2～3セットを目安に行う。

【足裏のしびれ】がスッと引く「足じゃんけん」

腰部脊柱管狭窄症《せきちゅうかんきょうさく》の人は、足裏にジンジンしたしびれを感じることがあります。しびれのほか、冷感・灼熱感《しゃくねつ》、あるいは、厚紙が貼《は》りついたり、砂利を踏んだりしたような違和感を感じることもあります。これらの知覚異常は脊柱管が狭まって締めつけられた神経の影響が、足裏にまで及んでいることが原因です。

足裏のしびれがつらいときの体操として、「**足じゃんけん**」をしましょう。足指を動かすことで、足裏の筋肉や腱《けん》をストレッチし、筋膜（筋肉を包んでいる薄い膜）をほぐすことができます。私たちはふだん裸足で足を踏んばることが少なく、足指をあまり動かさなくなっています。足指を動かして足裏の知覚神経を刺激すれば、しびれを軽減する効果が期待できます。

また、脊柱管狭窄症のしびれは、心理面でのセルフケアも肝心です。今まで接してきた多くの患者さんのうち、しびれが取れないと悩む人には、几帳面で神経質な人が多い印象があります。少しの変化でも「前よりここがよくなった」と、症状の変化を前向きにとらえるようにしましょう。

足じゃんけん

1セット1分

グー

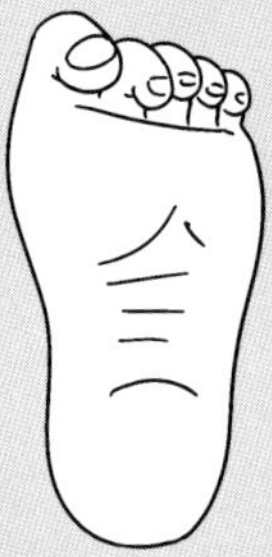

足指をギュッと折り曲げる

チョキ

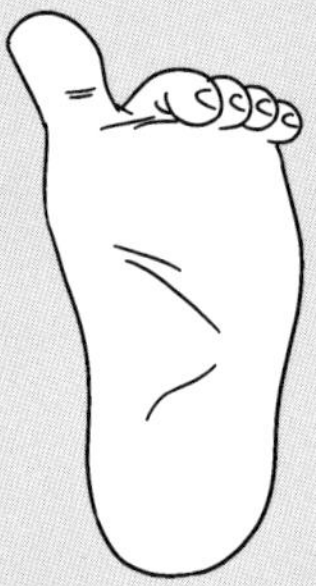

親指を上に向け、それ以外の足指を折り曲げる

パー

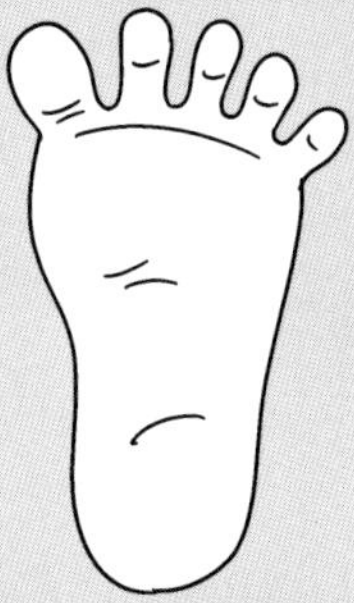

足指の間が離れるように指を広げる

右の足指でグー・チョキ・パーを10回行ったら、左の足指でもグー・チョキ・パーを10回行う。

床やイスに座り、かかとを床につけて行う。

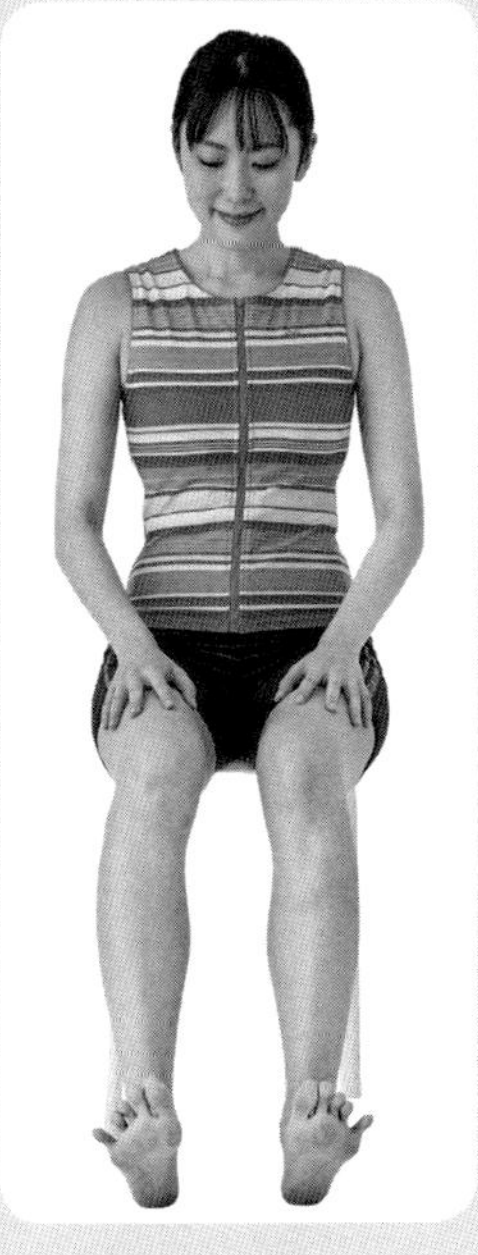

左右行って1セットで**1分**

1日2～3セットを目安に行う。

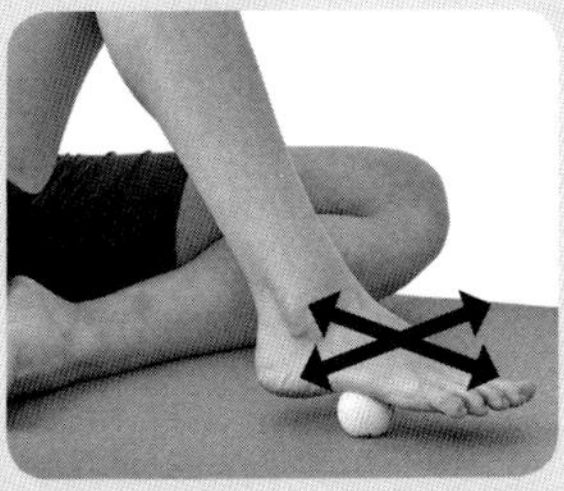

床に置いたゴルフボールに足を乗せて、足裏や足指を前後左右にマッサージしてもいい。

コラム

腰椎と股関節の関係

作業で物を持ち上げる、靴や靴下をはく、下のほうにある物を拾う、あいさつのためにおじぎをするなど、日常生活で上体を前へ倒す**前傾姿勢**を取る機会は多いものです。

このような動作をするさい、**股関節**を支点として前傾姿勢を取らないと、上半身の重みが腰椎（背骨の腰の部分）に集中し、大きな負担となります。それをくり返すと、腰椎を守るために黄色靱帯（骨と骨をつなぐ線維組織）がペンだこのように分厚くなり、脊柱管に張り出してきます。これによって脊柱管が狭まり、神経を締めつけるようになると、脊柱管狭窄症を招くことにつながります。

股関節は日常生活で意識して使う機会が少ない関節です。そのため、可動域（動かせる範囲）が小さくなっていることを自覚しづらい関節であるといえます。日ごろから股関節を使うことを意識し、前傾姿勢を取るときは**股関節を曲げる動き**を心がけましょう。

●日常生活では前傾姿勢を取る機会が多い

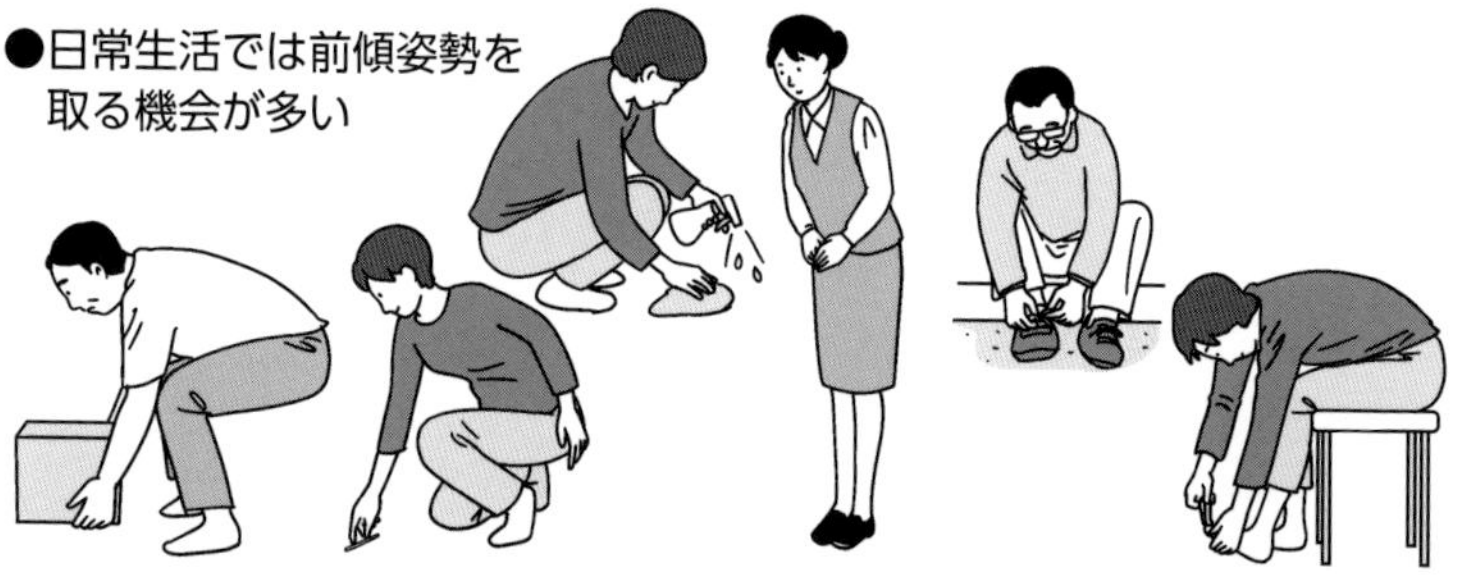

●下のほうにある物を拾う動作の例

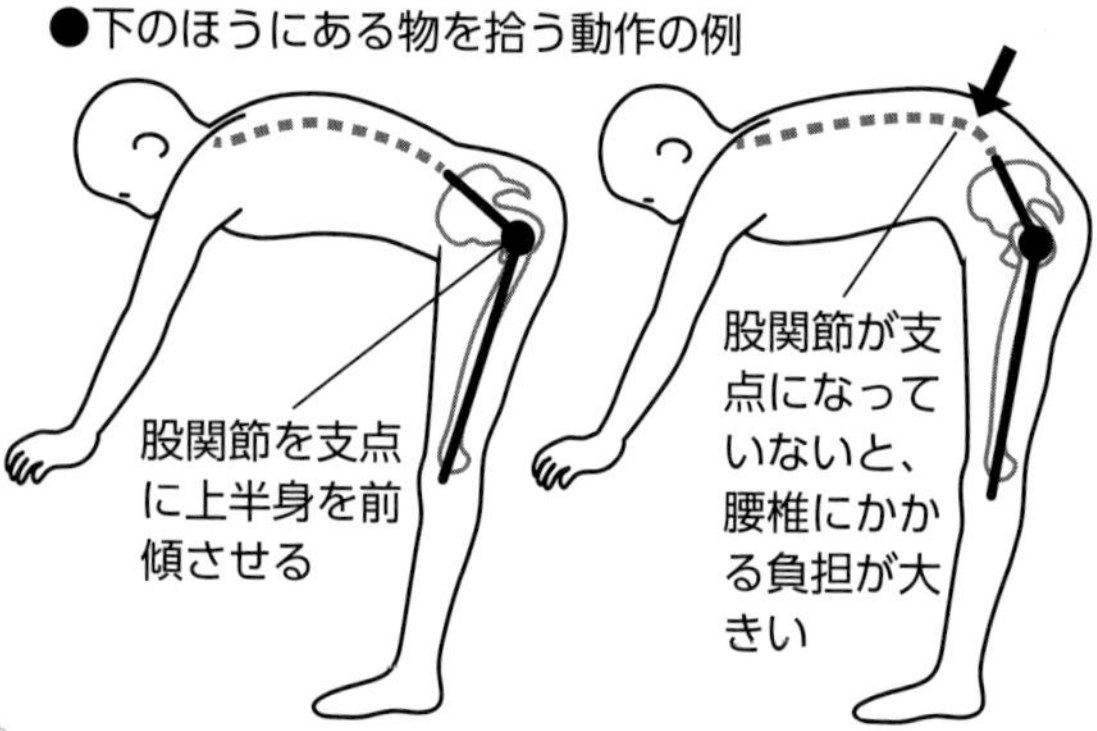

図の左と右では頭と手の位置は同じだが、股関節の角度が異なることに注目。

股関節を支点にして上半身を前傾させると、お尻や太ももの筋肉で上体を支えることができ、腰椎にかかる負担が軽くなる。

アレックス脊椎クリニック院長　**吉原　潔**

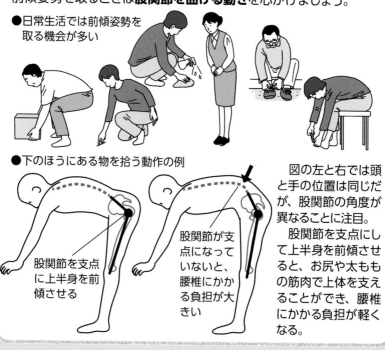

最新治療

第10章

新薬の効き目からリハビリ・ブロック注射・手術選びまでわかる令和時代の脊柱管狭窄症の最新治療教えます

慶應義塾大学医学部整形外科准教授
渡辺航太

【薬物療法】鎮痛薬・血管拡張薬・神経障害性疼痛治療薬・抗うつ薬・筋弛緩薬・ビタミンB12製剤の効き目と使い方

腰部脊柱管狭窄症《せきちゅうかんきょうさく》の薬物療法の第一の目的は、痛みのないらくな状態で生活できるようにすることです。**運動療法**を無理なく行うためにも、痛みのコントロールは重要です。そのために、まずは鎮痛薬が用いられます。

ただ、脊柱管狭窄症の症状は、鎮痛薬だけで改善するとはかぎりません。そこで、ほかの薬剤を同時に服用することによって、症状の改善を試みます。

鎮痛薬とともに処方されることが多いのは、血管拡張薬（リマプロスト）です。現在、脊柱管狭窄症の薬物療法でよく使われ、副作用も少なく、間欠性跛行《はこう》（こま切れにしか歩けなくなる症状）の改善に効果があり、歩く距離が延びたと多数報告されています。このほか、患者さんの症状により、抗うつ薬、筋弛《し》緩《かん》薬、ビタミンB12製剤なども用いられます。最近では、従来の鎮痛薬とは異なるしくみで効く末梢《まっしょう》神経障害性疼痛《とうつう》治療薬（プレガバリン、ミロガバリンベシル酸塩）も使われるようになり、これまでの鎮痛薬で効果のなかった人も、薬物療法だけで症状をコントロールできる人が増えてきています。
以下、薬の目的別に、主な内服薬について解説します（129ジペーの表も参照）。

①鎮痛薬

- NSAIDs《エヌセイズ》（非ステロイド性消炎鎮痛薬）……発痛物質を作る酵素を抑制して痛みを和らげ、炎症を抑える。日本で最もよく用いられている鎮痛薬。副作用として胃腸障害（胃痛、吐きけ、胃潰瘍《かいよう》など）、腎臓《じんぞう》障害が現れやすい。
- アセトアミノフェン……1890年代から用いられ、実績のある鎮痛薬。欧米で最もよく用いられている。比較的副作用が少ない。
- オピオイド系鎮痛薬……脳や脊髄《せきずい》に作用して信号を伝えにくくする働きなどにより痛みを和らげる。強い鎮痛作用があり、NSAIDsでは十分な効果が得られない場合に用いられるが、便秘や吐きけなど強い副作用が現れやすい。
- 末梢神経障害性疼痛治療薬……痛みを脳に伝える神経が障害されて起こる痛みやしびれ（ビリビリ、ジンジンする痛み。脊柱管狭窄症の腰やお尻《しり》から足にかけての痛みやしびれも神経障害性疼痛）に効果のある鎮痛薬。
- 抗うつ薬……大脳のDLPFC（左背外側《はいがいそく》前頭前野）の働きが低下するとマイナスの感情が大きくなり、痛みを強く感じてしまうため、抗うつ薬の中でもD

ＬＰＦＣに作用するデュロキセチンは、「慢性腰痛症に伴う疼痛」の薬として認められ、使用される。日本ペインクリニック学会や国際疼痛学会のガイドラインでも慢性疼痛への第一選択薬とされており、脊柱管狭窄症の治療では鎮痛補助薬として用いられる。

②血管拡張薬（リマプロスト）……プロスタグランジンというホルモンに似た働きをする物質の作用で、血管壁の筋肉をゆるめて血管を広げ、血流をよくする薬（プロスタグランジンE_1誘導体製剤）。締めつけられている神経周辺の痛みやしびれを改善するほか、軽度から中等度の間欠性跛行に効果が期待できるとされる。副作用は少なく、脊柱管狭窄症の治療では比較的重症となる馬尾《ばび》型、混合型（26ページ参照）に効果があり、下肢《かし》のしびれや間欠性跛行の改善が多数報告されている。

③筋弛緩薬……痛みのために筋肉が収縮した状態が続くとさらに痛みが増し、それが原因でまた筋肉がこり固まるという悪循環となる。筋弛緩薬は中枢《ちゅうすう》神経に働きかけて筋肉を和らげる作用があり、それにより痛みを緩和する。

④ビタミンB12製剤……狭まった脊柱管によって締めつけられ、傷んだ末梢神経を、修復・再生する効果があるとされている。

脊柱管狭窄症の治療に用いられる主な内服薬

目的	分類	一般名	製品名	効果・特徴
鎮痛薬	NSAIDs（非ステロイド性消炎鎮痛薬）	ロキソプロフェン	ロキソニン	発痛物質（プロスタグランジン）の生成にかかわる酵素の働きを抑制する【副作用】胃腸障害、腎臓障害
		ジクロフェナクNa	ボルタレン	
		セレコキシブ	セレコックス	
		エトドラク	オステラック ハイペン	
	アセトアミノフェン	アセトアミノフェン	カロナールなど	【副作用】少ない。効き目が穏やか
	オピオイド系鎮痛薬	トラマドール	トラムセット トラマール	通常の鎮痛薬が効かない強い痛みに用いる【副作用】便秘、吐きけ、眠け、めまいなど
	末梢神経障害性疼痛治療薬	プレガバリン	リリカ	ビリビリ、ジンジンと感じられる神経障害性の痛みに効果【副作用】使用初期にめまい、眠け、むくみ、便秘など
		ミロガバリンベシル酸塩	タリージェ	
	鎮痛補助薬 抗うつ薬	デュロキセチン	サインバルタ	痛みを感じる脳の働きに作用して慢性化した痛みを抑える【副作用】眠け、吐きけ、便秘、口渇など
血管拡張薬	プロスタグランジンE_1誘導体製剤	リマプロスト	オパルモン プロレナールなど	強力な血管拡張作用、血流増加作用、血小板凝集抑制作用により血流を改善し、傷んだ神経の回復を図る。馬尾型・混合型に効果。軽度〜中等度の間欠性跛行に効果【副作用】少ない
筋弛緩薬		チザニジン	テルネリン	中枢神経に働きかけ、脳からの指令を抑え、痛みによる反射でこわばった筋肉の緊張を和らげる【副作用】少ない
		クロルフェネシンカルバミン酸エステル	リンラキサー	
		エペリゾン	ミオナール	

【理学・装具療法】牽引や超音波は効果が薄く、腰椎が不安定なら軟性コルセットもいいが継続使用は要注意

腰部脊柱管狭窄症《せきちゅうかんきょうさく》の理学・装具療法には、牽引《けんいん》療法・超音波療法、コルセットなどがあります。

①牽引療法・超音波療法

牽引療法は背骨などを専用の器具で牽引する（引っぱる）物理的療法です。背骨の靱帯《じんたい》（骨と骨をつなぐ線維組織）が伸ばされて神経への締めつけがゆるんだり、筋肉がストレッチされて血流がよくなったりするとされています。

超音波療法は患部に高い周波数の超音波（20キロヘルツ以上の人間の耳には聞こえない音）を当て、生じる熱とエネルギーによって血流を促し、筋肉をゆるめて、痛みやしびれを緩和する効果があるとされています。

ただ、牽引療法、超音波療法ともに、効果については十分な科学的根拠に乏しいとされています。これらの療法で症状が改善すれば続けてもいいですが、1〜2ヵ月行って改善の実感がなければ、ほかの治療に切り替えるといいでしょう。*

＊『腰痛診療ガイドライン2019改訂第2版』（日本整形外科学会、日本腰痛学会監修）、『腰部脊柱管狭窄症診療ガイドライン2011』（日本整形外科学会、日本脊椎脊髄病学会監修）

②コルセット

コルセットは、不安定な腰椎《ようつい》を固定して動きを制限し、姿勢の保持を補助する装具で、体幹（胴体の部分）の動きをすべてガッチリと制限する「硬性コルセット」と、ある程度の動きが可能な「軟性コルセット」があります。硬性コルセットは腰椎の手術後の固定などに用いられ、脊柱管狭窄症の保存療法としては、一般には軟性コルセットが用いられます。

痛みが強い間は縦方向に支柱の入った幅の広いコルセットを用い、痛みが軽減してきたら、支柱のない簡易タイプに替えていくようにします。

コルセットを装着すると痛みが和らぎ、間欠性跛行《はこう》（こま切れにしか歩けなくなる症状）が軽減されて歩く距離が延びることは経験的によく知られています。歩くことは足の筋力維持に有用ですが、**漫然とコルセットを使いつづけることはおすすめできません。肝心の腰椎を支える体幹筋の筋力が低下し、症状の悪化につながりかねないからです。**

コルセットによって痛みが軽減してきたら、コルセットは腰に負担のかかる作業などをするときに限定して使用するようにして、無理のない範囲で**運動療法**を行い、体幹の筋肉を鍛えるようにしましょう。

【ブロック注射】ブロック注射は痛みが劇的に取れるが効果が持続しない例も多く、何度も受けるのは考えもの

ブロック注射は、痛む部位の神経近くに局所麻酔薬、ないしはステロイド薬と局所麻酔薬を混合したものを注射する治療法です。痛む部分に的を絞ることができるため、速効性があり、痛みの除去に劇的な効果があります。

これは、局所麻酔薬によって感覚神経の興奮を鎮め、痛みの信号が脳へ伝わるのを一時的に止めることによるものです。また、血管を広げて血流を増やしたり、痛みでこり固まった筋肉を和らげたりすることで、痛みを軽くする働きもあります。持続効果には個人差があり、1回の注射で痛みが解消する人、あるいは、注射を数回行ううちに痛みが取れる人もいます。逆に、あまり効果が感じられない人や、効果が持続しない人、注射をくり返すうちに徐々に持続期間が短くなってくる人も少なくありません。

ブロック注射は短期的には優れた効果があるのは確かですが、長期的な効果を裏づける科学的な根拠は十分にはありません。そのため、多くは、鎮痛薬の内服

では効果がなかったり、強い痛みが我慢できなかったりする場合に用いられます。我慢できない痛みがあるときに対症療法としてブロック注射を行い、症状が軽快したら無理のない範囲で**運動療法**などに切り替えていくといいでしょう。

ブロック注射には、注射を打つ部位によって左の図のような種類があります。

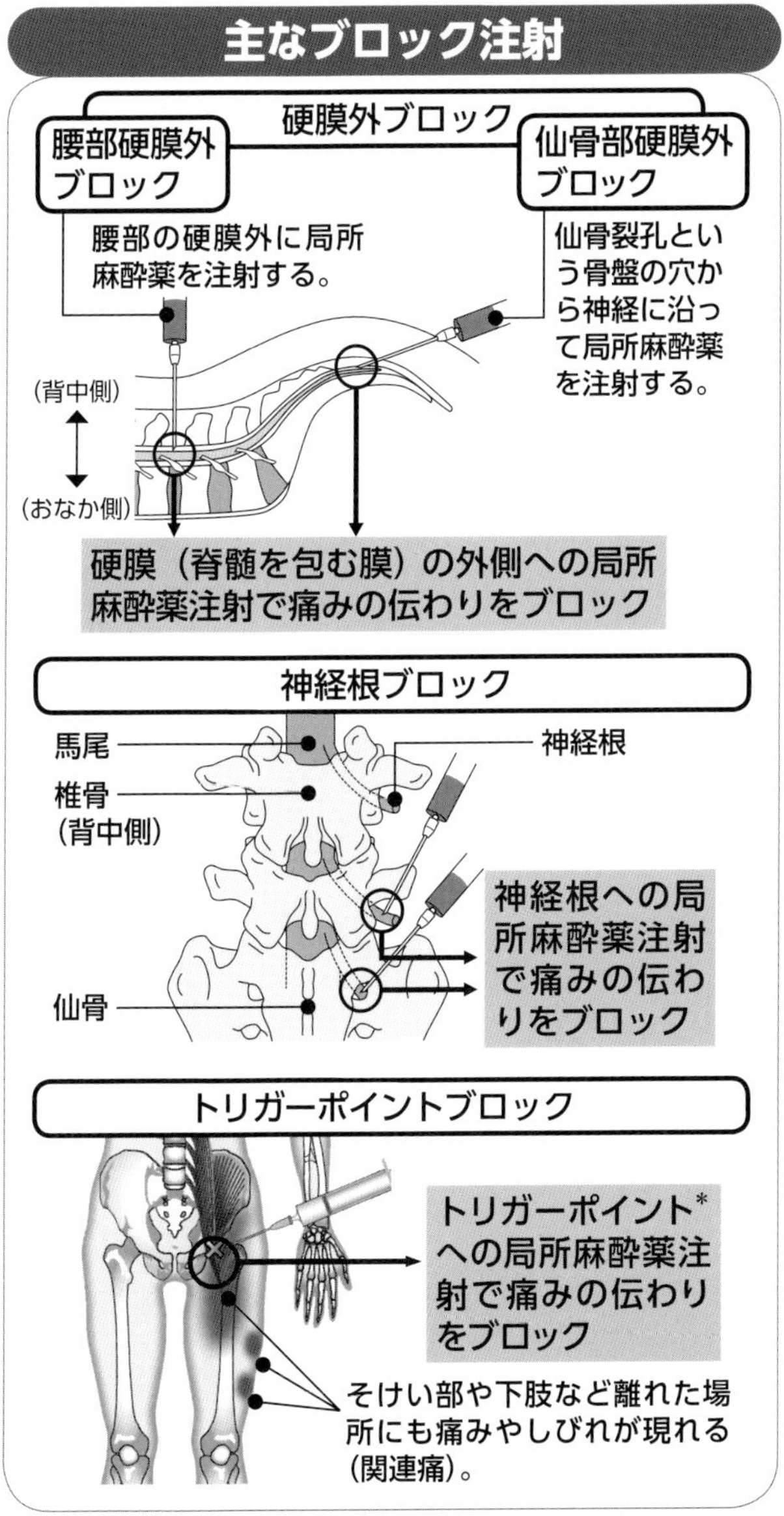
主なブロック注射
硬膜外ブロック
腰部硬膜外ブロック
仙骨部硬膜外ブロック
腰部の硬膜外に局所麻酔薬を注射する。
仙骨裂孔という骨盤の穴から神経に沿って局所麻酔薬を注射する。
(背中側)
(おなか側)
硬膜（脊髄を包む膜）の外側への局所麻酔薬注射で痛みの伝わりをブロック
神経根ブロック
馬尾
椎骨(背中側)
仙骨
神経根
神経根への局所麻酔薬注射で痛みの伝わりをブロック
トリガーポイントブロック
トリガーポイント*への局所麻酔薬注射で痛みの伝わりをブロック
そけい部や下肢など離れた場所にも痛みやしびれが現れる(関連痛)。

＊トリガーポイント：筋肉や筋膜が硬くなり痛みを発している部分。

【除圧術】神経の圧迫が除けるので坐骨神経痛や間欠性跛行は劇的に改善するが、しびれは残る例が多い

下肢《かし》のマヒや排尿・排便障害など重度の馬尾《ばび》症状が現れている場合は、手術を急ぐ必要があります。また、運動療法や薬物療法などの保存療法を3〜6ヵ月程度続けても痛みやしびれ、間欠性跛行《はこう》（こま切れにしか歩けなくなる症状）といった症状が改善しない場合は、手術が検討されます。

腰部脊柱管狭窄症《せきちゅうかんきょうさく》の手術は、大きく分けると2つあります。1つは、手術により脊柱管を広げて神経への締めつけを取り除く「**除圧術**」、もう1つは、ボルトなどで腰椎《ようつい》（背骨の腰の部分）を固定する「**固定術**」です（137ページの図参照）。ここでは除圧術について解説します。

除圧術といっても、さまざまな術式（手術の方法）がありますが、大きく分けると、腰の皮膚を切開して手術部位を肉眼や拡大鏡で目視しながら行う「通常法」、切開した手術部位を顕微鏡で確認しながら行う「顕微鏡法」、小さな切開部から円筒形の器具（レトラクター）を差し入れ、内視鏡で手術部位を確認しなが

除圧術の種類

●通常法
腰部を切開して肉眼または拡大鏡を用いて、手術部位を直接目視しながら行う。皮膚切開は4～5センチ程度。

●顕微鏡法
顕微鏡を用いて手術部位をモニターで確認しながら行う。皮膚切開は2.5～3センチ程度。

●内視鏡法
内視鏡を用いて手術部位をモニターで確認しながら行う。皮膚切開は1～2センチ程度。

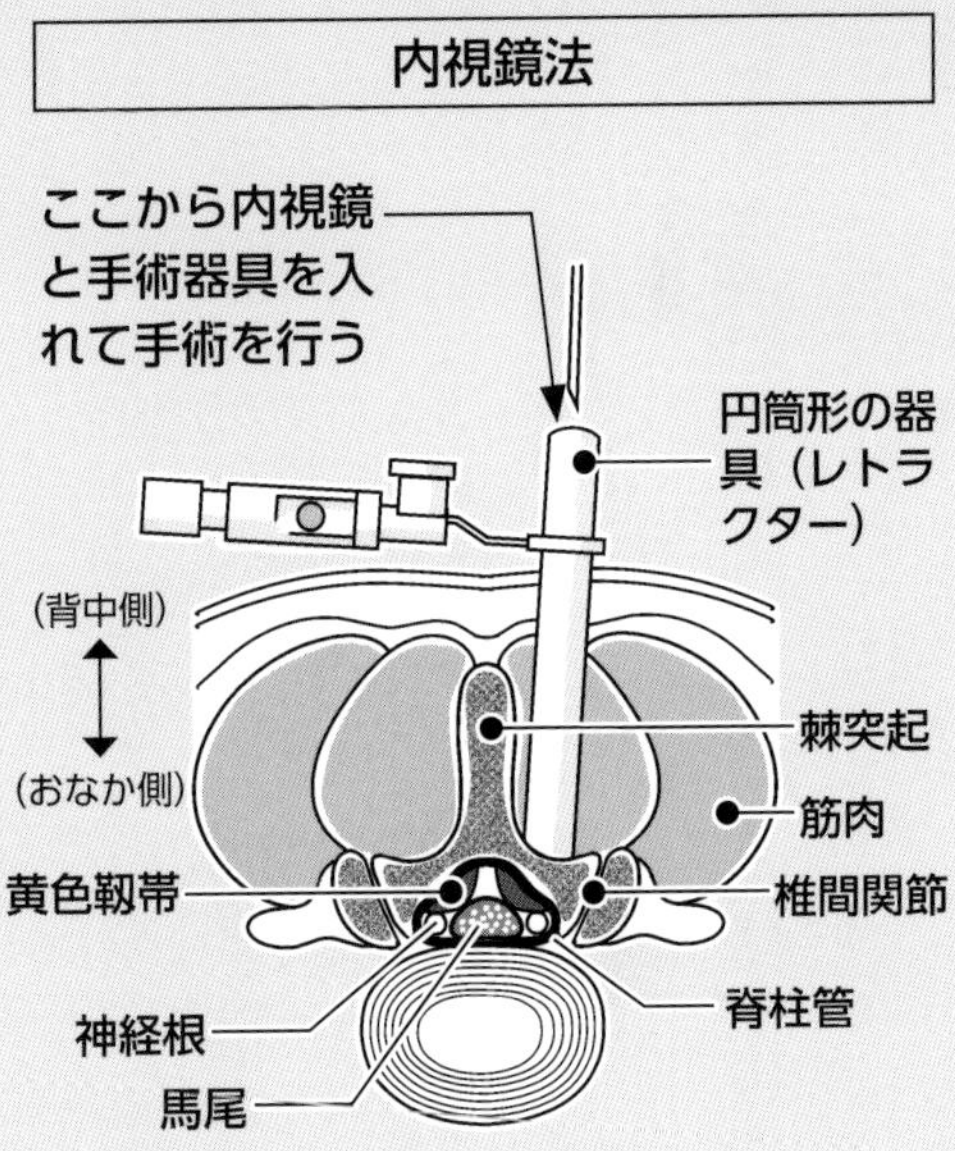
内視鏡法
ここから内視鏡と手術器具を入れて手術を行う
円筒形の器具（レトラクター）
（背中側）
（おなか側）
棘突起
筋肉
黄色靱帯
椎間関節
脊柱管
神経根
馬尾

ら行う「内視鏡法」の3種類があります。

　最近は、切開部が小さく体への負担が少ない内視鏡を使う手術が多く行われていますが、適切に神経への圧迫が取り除かれれば、どの術式でも同じように良好な結果が得られます。私が開発した「**棘突起縦割式椎弓《きょくとつきじゅうかつしきついきゅう》切除術**」は、手術部位を直接目視する通常法で行いますが、腰椎の背中側中央の棘突起を縦割りして左右に広げることで非常に視認性がよく、手術時間が短くできるため、患者さんへの負担が小さくてすみます。背中の筋肉をはがさないため、術後の回復が早いという利点もあります。

除圧術は、かつては椎弓切除術といって、広範囲に椎弓を取り除く方法が行われていましたが、骨を削る範囲が広いと腰椎が不安定になることがあり、患者さんへの負担が大きいことから、現在ではほとんど行われなくなりました。

現在は、**「部分椎弓切除術（開窓《かいそう》術）」**や**「椎弓形成術」**といって、神経への締めつけに関係している骨と黄色靱帯《じんたい》だけを最小限取り除き、なるべく椎弓を残す方法が選択されています。

手術で神経への締めつけを取り除くと、大半の人で足腰の痛み（坐骨《ざこつ》神経痛）が解消され、間欠性跛行が劇的に改善します。ただ、しびれが残る例は少なくありません。

これは、長い間圧迫されていた神経は、手術で解放されても十分に回復しなかったり、回復に時間がかかったりするからと考えられます。

あるいは、手術後に残ったしびれの原因が脊柱管狭窄症でない可能性もあります。特に高齢者の場合は、**閉塞《へいそく》性動脈硬化症**（下肢の太い血管がつまる病気）など、足の動脈硬化が原因でしびれが起こっているケースもあり、その場合は、原因となる病気の治療が必要です。

脊柱管狭窄症の手術（除圧術・固定術）

除圧術

部分椎弓切除術（開窓術）・椎弓形成術

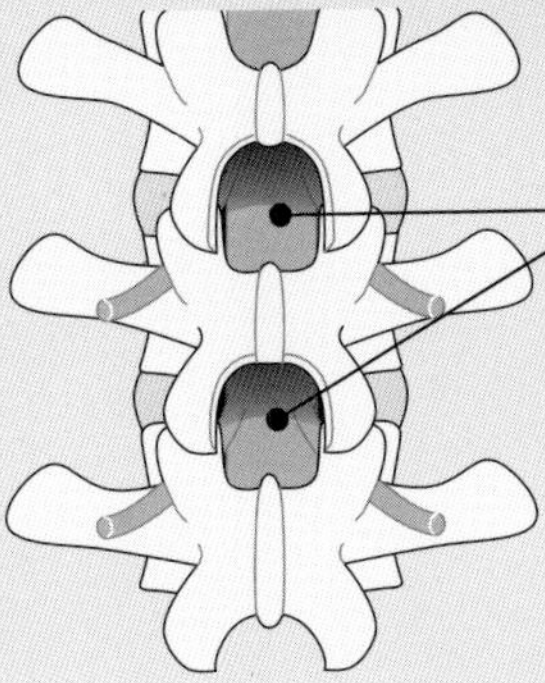
椎弓や靱帯の一部分を
切除して、神経への圧
迫を取り除く

現在は、脊柱管狭窄の原因となっている椎弓のうち、神経を圧迫している骨と黄色靱帯を部分的に切除し、なるべく椎弓を残す方法がとられるのが一般的。

固定術

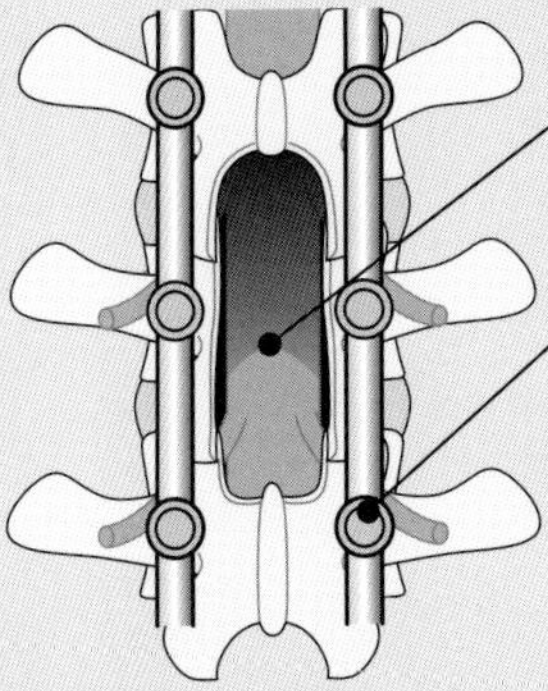
椎弓を切除して圧迫を
取り除く
金属のボルトなどで
椎骨を固定する

狭窄が複数ヵ所ある場合、腰椎すべり症、側弯症、加齢などで椎間関節が変形して背骨が不安定な場合は、除圧術で神経への圧迫を取り除いた後、金属製のボルトなどで椎骨と椎骨を留めて固定する。

＊ 骨を削らずに固定を行う方法もある（138ページ参照）。

【固定術】すべりや側弯など腰椎が不安定なとき検討されるが、背骨が完全に固定されるため適応は慎重に見極めよ

腰部脊柱管狭窄症《せきちゅうかんきょうさく》で行われるもう一つの手術「固定術」は、ボルトなどで腰椎《ようつい》（背骨の腰の部分）を固定する方法です。通常は固定術だけを行うことはなく、除圧術で神経への圧迫を取り除いてから、固定術の手術を行います。

手術の対象は、**腰椎が不安定な人**です。腰椎すべり症（椎骨どうしが前後方向にずれる病気。18ページ参照）、変性側弯症《そくわん》（脊椎が左右に曲がったりねじれる病気。19ページ参照）の人、また、腰椎の中でも上部（第1～第3腰椎。13ページの図参照）で脊柱管が狭窄している人などは、腰椎がグラついて姿勢を保てない場合があり、固定術の適応が検討されます。

最新の固定術「XLIF《エックスリフ》」＊では、わき腹を小さく切開し、重要な神経をさけながら椎間板内に人工の骨を移植した後、腰部を金属のボルトなどで固定します。背筋を傷つけず、また、骨を削ることなく除圧と固定が行える優れた方法ですが、現在のところ、全国でも限られた医療機関でしか行われていません。

＊ XLIF：Extreme Lateral Interbody Fusion　OLIF（オーリフ。Oblique Lateral Interbody Fusion）という類似の手術もある。

最新の固定術 XLIF

手術前

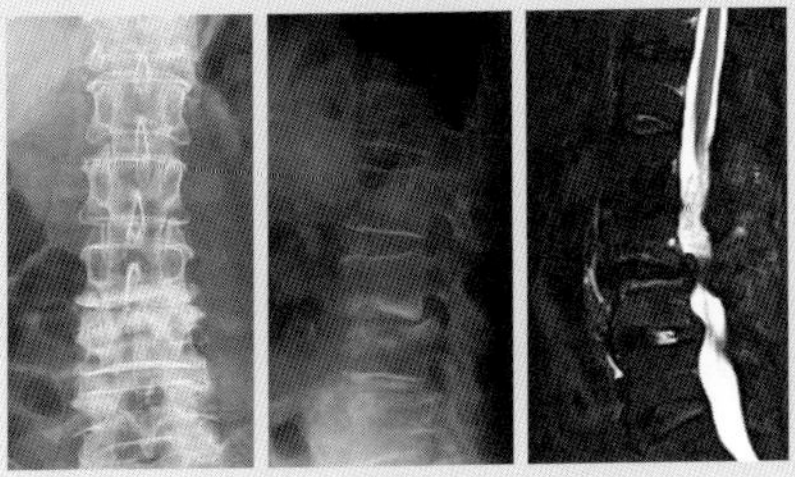

手術後

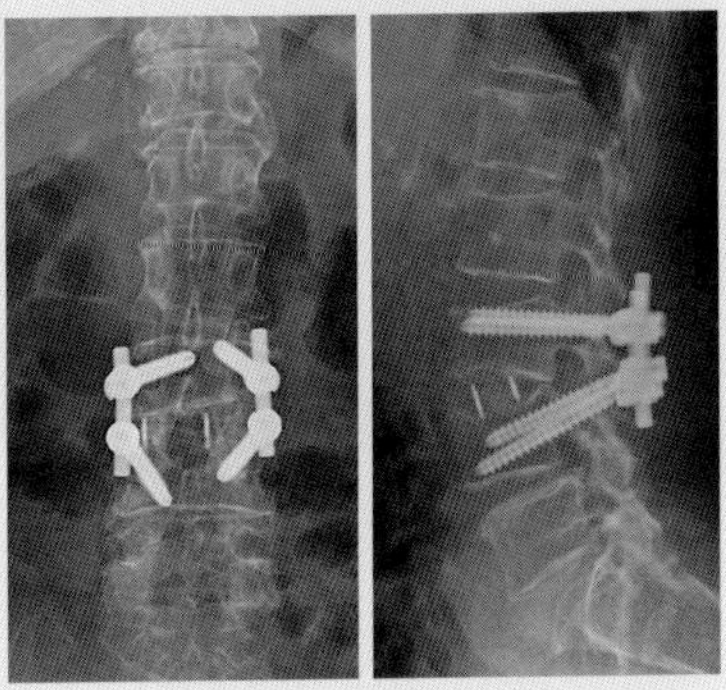

わき腹を小さく切開し、腰椎の椎間板内に人工の骨を入れて除圧し、ボルトなどで固定する方法。

画像の症例は 83 歳の女性。第 4 腰椎の椎体骨折を伴った腰椎変性すべり症に対して XLIF と後方固定術を施行した。術前は脊柱管の狭窄による腰痛と両下肢痛のために数メートルの歩行しかできなかったが、術後から腰痛と両下肢痛は消失し、通常の生活ができるようになった。

固定術を行うと、固定した腰椎は動かなくなるため、そこで脊柱管の狭窄が起こることはなくなります。しかし、術後何年かたって、手術した部位とは別の部位で脊柱管が狭まるケースも少なくありません。固定した腰椎以外の背骨に負担がかかりやすくなること、脊柱管狭窄症の原因として加齢という要素が大きいことを考えると、ある程度はやむを得ないことともいえます。

除圧術のみか、固定術も行うかどうかは、重症度や年齢、また、患者さん本人の希望など、さまざまな要素を慎重に検討して決める必要があります。主治医とよく話し合っても提示された手術法に納得できない場合は、第三者に意見を求めるセカンドオピニオンを受けるのも一つの方法です。

解説者紹介

※解説順

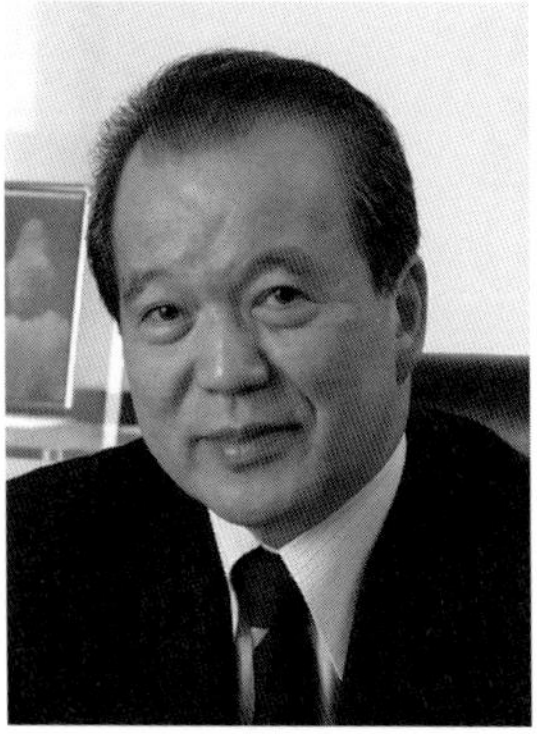

福島県健康医療対策監
福島県立医科大学前理事長兼学長

菊《きく》地《ち》臣《しん》一《いち》先生

福島県立医科大学整形外科教授に就任後、権威ある脊椎専門の医学誌『Spine（スパイン）』副編集長、国際腰椎学会（ISSLS）会長、日本腰痛学会理事、日本脊椎脊髄病学会理事長などの要職を歴任。2019年に国際腰椎学会Wiltse Lifetime Achievement Award受賞。専門は脊椎・脊髄外科で、腰痛の研究をライフワークとしている。

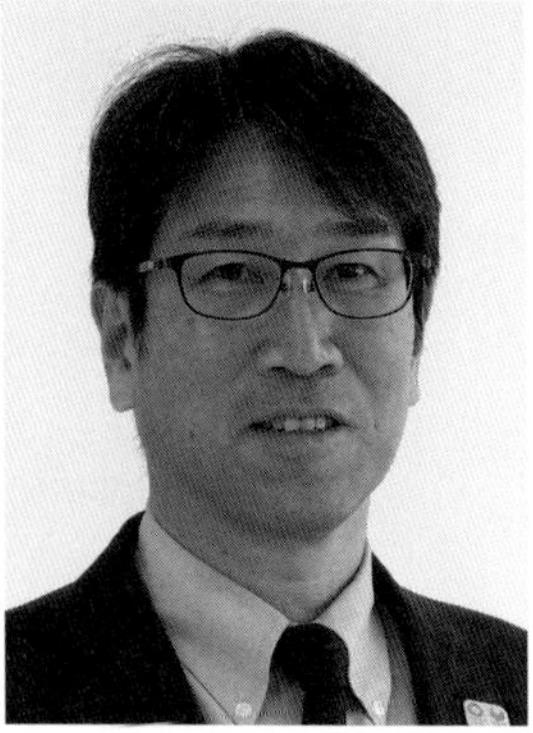

早稲田大学スポーツ科学学術院教授
整形外科専門医

金《かね》岡《おか》恒《こう》治《じ》先生

筑波大学臨床医学系整形外科講師を経て2007年から現職。日本整形外科学会専門医・脊椎脊髄病医、日本水泳連盟理事・医事委員長、JOC強化スタッフ・医事サポート部門員、元オリンピック日本代表帯同ドクター。体幹深部筋研究に基づく運動療法を用いた腰痛予防研究・腰痛治療の第一人者。

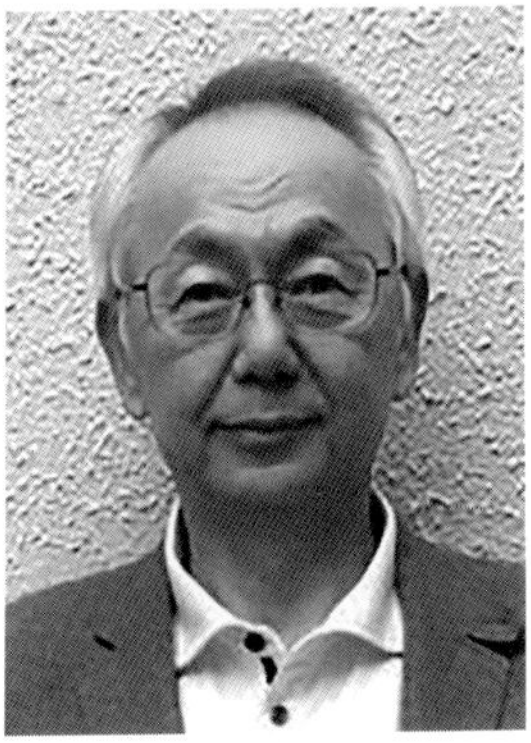

帝京科学大学医学教育センター特任教授

渡會《わたらい》公《こう》治《じ》先生

東京大学医学部卒業。帝京大学医学部整形外科講師、東京大学大学院生命環境科学系身体運動研究室准教授、帝京平成大学大学院健康科学研究科教授などを経て 2018 年から現職。スポーツ医学、身体運動科学研究の第一人者。腰痛の運動療法に特にくわしい。

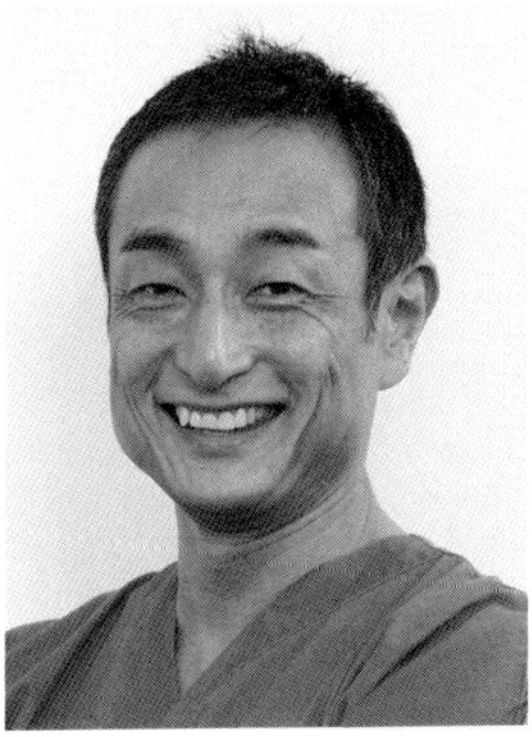

アレックス脊椎クリニック院長

吉《よし》原《はら》　潔《きよし》先生

帝京大学溝口病院整形外科講師、三軒茶屋第一病院整形外科部長を経て、現職。日本整形外科学会整形外科専門医・脊椎脊髄病医、内視鏡下手術・技術認定医、日本脊椎脊髄病学会指導医、日本内視鏡外科学会技術認定医、スポーツドクター。脊椎内視鏡手術と運動療法にくわしい腰痛診療のスペシャリスト。

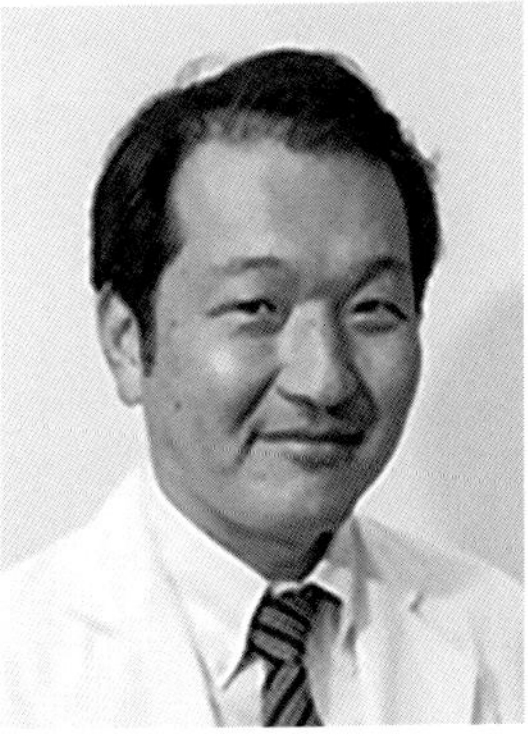

慶應義塾大学医学部整形外科准教授

渡《わた》辺《なべ》航《こお》太《た》先生

慶應義塾大学医学部を卒業後、同大学整形外科に入局。米国ワシントン大学整形外科に留学後、慶應義塾大学医学部講師を経て現職。日本整形外科学会専門医・脊椎脊髄病外科指導医、日本脊椎インストゥルメンテーション学会評議員、日本側弯症学会理事、日本脊椎脊髄病学会評議員を務める。

おわりに

腰部脊柱管狭窄《せきちゅうかんきょうさく》（以下、脊柱管狭窄）は、**「国内の推定患者数が約580万人」「中高年の腰痛の最大原因」「70歳以上の2人に1人がかかる」**などと報告され、整形外科の分野では、今最も急増著しい痛みの原因の代表格となっています。

脊柱管狭窄で問題なのは、これほどありふれた病態でありながら、診断基準が医師によって異なり、エビデンスレベルが高く、決め手となるような治療法がいまだに見つかっていないことでしょう。

そのため、血管拡張薬や鎮痛薬を服用し、痛みが強いときは神経ブロック注射を受けながら保存療法を続け、それらの効果が乏しく日常生活に支障をきたしたり、足のマヒや排尿・排便障害など重篤な神経症状が現れたりしたら手術を受ける、というのが整形外科での標準的な治療の流れとなっています。ただ、手術を受ければそれで万事解決かというと決してそうではなく、術後にしびれが残ったり、数年後に再発して再手術が必要になったり、ということも珍しくありません。

そうした中、患者さんの症状の改善や運動機能の回復に役立つ治療法として、専門医の間でもにわかに評価が高まっているのが、**「運動療法」**です。

運動療法のいい点は、自分で体を動かして行うので、

①体を傷めるリスクが少なく、安全性が高い

②低コストでできて、お金があまりかからない
③自分で効果を確認しながら行えて、症状の軽減に役立つ
④症状を増悪させるストレスを軽減できる

などがあげられるでしょう。

脊柱管狭窄の治療において、運動療法の重要性が今後ますます高まっていくのは間違いないでしょう。脊柱管狭窄と診断されたら、まずは**きちんと専門医の診察を受け、運動療法をしっかり試すのが重要**です。やり方がわからなければ、整形外科医や理学療法士に、指導を仰ぐのがいいでしょう。**手術を決断する前にも、運動療法を適切に試したかをご自身に問うてみることをおすすめします。症状が改善する余地が、まだ残されているかもしれないからです。**すでに手術を受けた方も、術後の回復や再発の防止、あるいは運動機能の維持のために、ぜひ運動療法の指導を受け、これを励行してほしいと思います。

重要なのは**後悔しないこと**です。みなさんが本書を読んで、ご自身の症状を上手にコントロールできる「1分体操」と出合い、今日より快適な明日を過ごせるようになることを願っています。

福島県健康医療対策監　福島県立医科大学前理事長兼学長　菊地臣一

脊柱管狭窄症
自力で克服！
腰の名医が教える
最新１分体操大全

2021年１月19日　第１刷発行
2023年４月17日　第25刷発行

編集人　飯塚晃敏
編集　わかさ出版
編集協力　酒井祐次　瀧原淳子（マナ・コムレード）
装丁　下村成子
本文デザイン　マナ・コムレード
イラスト　前田達彦　マナ・コムレード
撮影　石原麻里絵（fort）
モデル　中川朋香
発行人　山本周嗣
発行所　株式会社文響社
〒105-0001　東京都港区虎ノ門２丁目２－５
共同通信会館９階
ホームページ　https://bunkyosha.com
お問い合わせ　info@bunkyosha.com
印刷・製本　中央精版印刷株式会社

ISBN 978-4-86651-329-4

本書は専門家の監修のもと安全性に配慮して編集していますが、本書の内容を実践して万が一体調が悪化する場合は、すぐに中止して医師にご相談ください。また、疾患の状態には個人差があり、本書の内容がすべての人に当てはまるわけではないことをご承知おきのうえご覧ください。